Friedbert Becker

Hypnogene Zonen
und
Mesmerismus

Kurzanleitung für
Selbstheilungstrancen

mvgverlag

Bibliografische Information der Deutschen Nationalbibliothek:
Die Deutsche Nationalbibliothek verzeichnet diese Publikation in der Deutschen Nationalbibliografie; detaillierte bibliografische Daten sind im Internet über **http://d-nb.de** abrufbar.

Für Fragen und Anregungen:
info@mvg-verlag.de

2. Auflage 2018

© 2017 by mvg Verlag, ein Imprint der Münchner Verlagsgruppe GmbH,
Nymphenburger Straße 86
D-80636 München
Tel.: 089 651285-0
Fax: 089 652096

Umschlaggestaltung: Manuela Amode
Umschlagabbildung: © DeaSum/Shutterstock
Satz: Georg Stadler, München
Druck: CPI books GmbH, Leck
Printed in Germany

ISBN Print 978-3-86882-783-5
ISBN E-Book (PDF) 978-3-96121-025-1
ISBN E-Book (EPUB, Mobi) 978-3-96121-026-8

Weitere Informationen zum Verlag finden Sie unter

www.mvg-verlag.de
Bitte beachten Sie auch unsere weiteren Verlage unter www.m-vg.de

Inhalt

Am Anfang war die Faszination

Mit den Fingern öffnete er beide Augen der jungen Frau, doch zu sehen war nichts als das Weiß der Lederhaut (Sclera). Die Iris war komplett nach oben gestellt.

Die nächste Person war ein junger Mann, der unmittelbar neben der jungen Frau lag. Er packte ihn an den Fußgelenken, zerrte ihn quer durch den Saal und ließ dann seine Beine ziemlich unsanft zu Boden fallen.

Als er schließlich das dicke Buch auf den Bauch der zierlichen jungen Frau fallen ließ, und diese das offenbar gar nicht bemerkte, war die Entscheidung gefallen: Das musste ich hautnah erleben.

Sieben Wochen später saßen wir dem Mann in Goiânia in Zentralbrasilien gegenüber, ich und etwa vierzig weitere Teilnehmer: ihm – Prof. Dr. Antonio Carreiro, Meister der Hypnose.

Mit wenigen hypnotischen Berührungen erschütterte er mein Verständnis von Hypnose, das ich in vierzig Jahren entwickelt hatte. Phänomene, von denen ich bis dahin nur in Texten aus Franz Anton Mesmers Zeiten gelesen hatte, konnte ich nun hautnah erleben. Es waren genau die Phänomene, die noch heute das Bild der Hypnose in den Köpfen der Menschen beherrschen – Vorstellungen, die viele Hypnosetherapeuten verzweifeln lassen. Das scheinbar zombiehafte Verhalten der hypnotisierten Menschen, Mesmerische Krisen, Bogenkatalepsie, kurzum das Spiel mit dem Energiekörper des Hypnotisanten.

Und genau dieses »Spiel mit dem Energiekörper« ist es, was der modernen Hypnose fehlt. Jeder halbwegs normale Mensch kann in wenigen Stunden das erlernen, was man heute

Hypnose nennt. Aber ist das wirklich noch die gleiche Art Hypnose wie zu Mesmers Zeiten?

Franz Anton Mesmer (1734–1815) nannte die Hypnose »Animalischen Magnetismus«. Er behandelte und heilte seine Patienten mit Magneten und später nur noch mit seinen Händen. Mesmer ging von einem alles durchdringenden universellen Fluid aus, das von einem Menschen auf den anderen übertragen werden kann. Die Namen für dieses Fluid sind zahlreich: Prana, Lebenskraft, Chi, Od und viele mehr.

Der englische Augenchirurg **James Braid** (1795–1860) löste sich von den Vorgehensweisen des animalischen Magnetismus, als er entdeckte, dass das Fixieren glänzender Gegenstände ebenfalls einen Zustand der Trance erzeugen kann. Er nannte es »Hypnose«, nach dem griechischen Gott Hypnos, dem Gott des Schlafes.

In den folgenden Jahren orientierte sich die Hypnose immer mehr am gerade gültigen wissenschaftlichen Weltbild. Dies führte dazu, dass der energetische Faktor, der im »Animalischen Magnetismus« noch von so großer Bedeutung ist, mehr und mehr verdrängt wurde und die Hypnose sich zu einer rein verbal-suggestiven Technik entwickelte, in deren Mittelpunkt die körperliche Entspannung steht.

Während man früher von der Hypnose einen somnambulen (schlafwandlerischen) Zustand erwartete, bezeichnen heute die Hypnotiseure (je nach Schule) schon leichte Entspannungszustände als Hypnose.

Schenkt man den Autoren des 19. Jahrhunderts Glauben, war es den alten Meistern noch möglich, Krankheiten einfach wegzusuggerieren, ohne dass es zu irgendwelchen Symptomverschiebungen kam.

Die moderne Hypnose, wie sie heute gelehrt wird, basiert hauptsächlich auf verbalen psychologischen Techniken (Suggestionen). Die nonverbalen Faktoren werden dabei weitgehend vernachlässigt.

Nonverbale Faktoren sind all die Dinge, die in einer zwischenmenschlichen Beziehung außer dem bewusst gesprochenen Wort ausgetauscht werden. Hierzu zählen neben Mimik, Gestik und dem Erscheinungsbild und Auftreten des jeweiligen Menschen auch paraverbale Elemente wie Klang, Betonung und Tempo der gesprochenen Worte. Darüber hinaus scheint es begrifflich weniger klar fassbare telepathische Faktoren zu geben, die von einer Person zur anderen übertragen werden.

Grundlage und Quell dieser nonverbalen Elemente ist das Weltbild, also die Glaubensmuster des jeweiligen Menschen. Sie bestimmen den Inhalt der nonverbalen Botschaften.

> Was auch immer Sie mit Worten mitteilen, auf nonverbaler Ebene übermitteln Sie Ihre wahre Überzeugung.

Die (nonverbale) Kommunikation vollzieht sich überwiegend auf der unbewussten Ebene. Das heißt, Sie senden Ihre Botschaft unbewusst, und Ihr Gesprächspartner empfängt diese auch überwiegend unbewusst. Dabei spielt der nonverbale Faktor gerade bei der Hypnose eine sehr große Rolle, denn diese Botschaften übertreffen in ihrer Wirksamkeit jede noch so ausgeklügelte Suggestion oder sonstige Technik.

Zweifelt der Hypnotiseur an der Wirksamkeit seiner Suggestion, wird diese mit großer Wahrscheinlichkeit nicht von Erfolg gekrönt sein, denn der Zweifel überträgt sich direkt ins Unbewusste der hypnotisierten Person. Ist der Hypnotiseur von der

Wirksamkeit seiner Suggestion überzeugt, wird diese in vielen Fällen sogar im Wachzustand befolgt.

Die gleiche Induktionsformel, von verschiedenen Hypnotiseuren angewandt, bringt ganz unterschiedliche Ergebnisse. In der Regel ist es immer so, dass die (unbewusste) Erwartung (Befürchtung) des Hypnotiseurs eintrifft.

Dieser nonverbale Mechanismus reicht von der offensichtlichen Unsicherheit im Negativen bis hin zur geschulten Absicht, zur geballten Willenskraft im Positiven.

Wie kann der nonverbale Faktor geschult werden?

Eine der wirksamsten Schulungen findet man im Hindu-Hypnotismus. Hier steht die Ausbildung der eigenen energetischen und mentalen Fähigkeiten im Vordergrund. Dazu gehören in erster Linie die Gedankenkontrolle, das bildhafte Vorstellungsvermögen und die Willensschulung.

In früheren Hypnoseausbildungen sammelten die Schüler ihre ersten Erfahrungen, indem sie vorerst nur mit somnambul veranlagten Menschen arbeiteten. Hierdurch erfuhren sie beeindruckende Erfolgserlebnisse, welche sie entsprechend prägten.

Aber auch die modernen wissenschaftlich begründeten Methoden haben einen entsprechenden Einfluss auf den nonverbalen Faktor. In dem Moment, in dem wir etwas logisch nachvollziehen können, sind wir von seiner Wirksamkeit überzeugt. Wir glauben und strahlen dies auch nonverbal aus.

Wenn man sich in der Hypnoseszene umschaut, wird man feststellen, dass ein guter Show-Hypnotiseur in der Regel um einiges besser hypnotisiert als ein Hypnosetherapeut (ich spreche hier natürlich nur von der Hypnosetechnik, der Suggestionskraft, nicht von der Therapie). Das liegt daran, dass der Show-Hypnotiseur ständig visuelle Rückmeldungen erhält, und genau diese fehlen den meisten Hypnosetherapeuten vollständig, da der Patient sich in der Regel überwiegend (zumindest körperlich) passiv verhält. Gerade die (positiven) visuellen Rückmeldungen sind aber wichtig für eine starke nonverbale Ausstrahlung.

Zusammenfassend lässt sich sagen, dass wir es mit zwei grundverschiedenen Arten von Hypnose zu tun haben, die auch zwei grundverschiedene Arten von Trance erzeugen.

Die moderne Hypnose

Hier wird mit ausgeklügelten Suggestionen gearbeitet, und es werden verschiedene Prozesse eingeleitet, die eine Heilung bewirken sollen. Je nach Einstellung und Persönlichkeit des Hypnotiseurs kann es hier durchaus auch zu energetischen Wirkungen kommen, auch wenn sich der Hypnotiseur dessen gar nicht bewusst ist. Hypnotiseure, die sich auf ein bestimmtes Thema spezialisiert haben, benötigen meist nur wenige Worte, um Ergebnisse zu erzielen, die ihren Kollegen, deren Arbeitsthemen breiter gefächert sind, als unerreichbar erscheinen.

Viele Hypnose-Neueinsteiger machen den Fehler, ihre Hypnoseinduktion allein verbal vorzutragen, um dann die gewünschten Veränderungen herbeizusuggerieren. Dies funktioniert jedoch nur in den seltensten Fällen. Was fehlt, sind die nonverbalen Wirkfaktoren. Diese Schulung wird in den meisten Ausbildungen vernachlässigt. Aus diesem Grund ist es in der modernen Hypnose Erfolg versprechender, prozessorientiert und schwerpunktmäßig mit aufdeckenden Verfahren zu arbeiten.

Die ursprüngliche Hypnose

Im Fall der ursprünglichen Hypnose werden die Selbstheilungskräfte, die Kraft des Glaubens und der Erwartung aktiviert. In dem Moment, in dem der Patient an seine Heilung glaubt und diese erwartet, beginnt der »Innere Heiler« zu arbeiten, und die Veränderungen nehmen ihren Lauf.

Die Einleitung der Trance und der weitere Verlauf geschehen dabei zumeist nonverbal. Die Trancen der ursprünglichen Hypnose spielen sich überwiegend auf körperlicher Ebene ab. So ist es nicht selten, dass der Klient gefühlsmäßig auf mentaler Ebene extrem wach ist, aber jegliche Kontrolle über seinen

Körper verloren hat. Bei der ursprünglichen Hypnose spielt die Persönlichkeit des Hypnotiseurs eine große Rolle. Er muss von seiner Sache absolut überzeugt sein und sein inneres Erleben beherrschen.

In diesem Buch geht es ausschließlich um die ursprüngliche Hypnose. Sie erfahren, wofür diese Art der Hypnose geeignet ist, wie man sie anwendet und wie Sie Ihre eigene Persönlichkeit schulen können, um Ihre nonverbalen Kräfte zu stärken.

Konditionierte Wesen

Im Grunde genommen sind wir alle konditionierte Wesen. Man schätzt, dass 95 Prozent unserer Handlungen über »Autopilot« laufen. Das heißt, dass wir zu 95 Prozent nur auf äußere Reize reagieren und Programme ablaufen (lassen), die wir im Laufe unseres Lebens teilweise bewusst gelernt haben (zum Beispiel Autofahren) oder die uns in Zeiten eingeschränkter Bewusstheit einprogrammiert wurden (zum Beispiel Zwangshandlungen, Ängste etc.).

Selbst die restlichen 5 Prozent, über die unser vermeintlich freier Wille bestimmt, sind von unserem Unbewussten gefühlsmäßig beeinflusst, sodass der bewusste Verstand unsere Entscheidungen und Reaktionen in der Regel nur noch (scheinbar) vernünftig begründet.

Wie bei allen Dingen gibt es auch hier eine positive und eine negative Seite. Positiv ist, dass alle erwünschten Abläufe und Handlungen, die über »Autopilot« laufen, eine enorme Entlastung für unser System darstellen. Ohne diesen Service wären wir quasi handlungsunfähig, weil wir uns über viel zu viele Dinge Gedanken machen müssten.

Negativ sind all die Programme, die uns aufgezwungen wurden, die uns krank machen und uns behindern.

Es ist schwierig, sich von negativen Gewohnheiten und Konditionierungen zu befreien, da wir uns in einer Endlosschleife von Gedanken und Gefühlen befinden, die sich gegenseitig verstärken. Ein bestimmter Gedanke erzeugt ein entsprechendes Gefühl. Dieses Gefühl wiederum führt zu den dazu passenden Gedanken, die ihrerseits wiederum das Gefühl bestätigen und verstärken. Und so wiederholt sich die Sache immer und immer wieder.

Die dadurch entstehende Chemie im Körper, der entsprechende Hirnstoffwechsel sowie die dazugehörigen neuralen Bahnen im Nervensystem, welche durch den ganzen Vorgang entstehen (man kann sich das ein wenig vorstellen wie Straßen, die wegen eines hohen Verkehrsaufkommens immer mehr verbreitert werden), sorgen dafür, dass dieser Prozess zuverlässig und stabil funktioniert.

Im ungünstigsten Fall kann auf diese Weise ein Zustand von Dauerstress aufrechterhalten werden, den die meisten Menschen nicht mehr als solchen wahrnehmen, da er zur Gewohnheit geworden ist. Ein Mensch, der ununterbrochen im Kampf- oder Fluchtmodus lebt, wird früher oder später krank.

Wir Menschen sind mit einer ganz besonderen mentalen Fähigkeit ausgestattet, der Fähigkeit der Imagination. Wir können uns Geschehnisse ins Gedächtnis rufen, indem wir sie vor unserem geistigen Auge Revue passieren lassen. Wir können diese Geschehnisse auf mentaler Ebene nach Belieben verändern und sogar schöpferisch tätig sein und uns ein vollkommen neues inneres Erleben erschaffen.

Das hat Fluch und Segen dieser Fähigkeit zur Folge: unser Nervensystem kann nicht unterscheiden, ob das innere Erleben eingebildet oder echt ist. Das heißt, der Körper reagiert in beiden Fällen gleich.

Was bedeutet das für unseren Alltag? Sobald wir in eine Stresssituation geraten, schaltet unser Hirn je nach Bedrohung in den Flucht- oder Kampfmodus. Dieser Überlebensmodus verändert das chemische Milieu im Körper, den Muskeltonus und viele andere Dinge. Ist die Gefahr vorüber, entspannt sich das System wieder.

Während es früher wilde Tiere und andere Bedrohungen waren, die diesen Prozess auslösten, sind es heute überwiegend zivilisationsbedingte Auslöser. Traumatische Erlebnisse in der Kindheit, Ärger mit dem Chef, zickige Schwiegermütter und noch ganz andere Streitigkeiten haben die gleiche Wirkung wie in früheren Zeiten die Bedrohung durch wilde Tiere.

Die Art der Bedrohung hat sich geändert, die biologischen Reaktionen sind jedoch gleich geblieben.

Und hier setzt nun etwas ein, was uns von den Tieren unterscheidet. Während ein Tier nach überstandener Gefahr bis zum nächsten Abenteuer wieder zur Ruhe kommt, begehen die meisten Menschen hier einen tragischen Fehler. Sie nutzen Ihre Fähigkeit zur Imagination.

Statt entspannt die Gegenwart zu genießen, lassen sie die überstandene Situation vor ihrem geistigen Auge erneut ablaufen. Im schlimmsten Fall tun sie dies immer und immer wieder, und das System reagiert entsprechend. Das heißt, das System schaltet wieder und wieder in den Überlebensmodus.

Mit der Zeit verselbständigt sich dieser Mechanismus. Es bilden sich immer mehr Verknüpfungen, die diesen Prozess auslösen, und mit jedem Ablauf werden die neuralen Bahnen stärker.

Stellen Sie sich vor, Sie haben im Büro einen heftigen Streit mit Person X. Ihr System springt folgerichtig in den Überlebensmodus. Stunden später, Sie sind schon zu Hause, gehen Sie diesen Streit noch einmal in Gedanken durch. Ihr System schaltet erneut in den Überlebensmodus. Zusätzlich kommt es zur Verknüpfung aller gerade aufgenommenen Sinnesreize: das Lied, das gerade im Radio läuft, die Gerüche, die Sie wahrnehmen, alles, was Sie sehen, riechen, hören und und und.

All diese Sinneseindrücke können (müssen nicht unbedingt) später dazu führen, dass Sie völlig unbewusst in den Überlebensmodus schalten oder sich sogar bewusst an den Streit mit Person X erinnern.

Durch diese erneute Reaktivierung verfestigen sich die bereits vorhandenen Verknüpfungen, und weitere neue Sinneseindrücke werden miteinbezogen.

Auf diese Weise läuft das System über kurz oder lang ununterbrochen im Überlebensmodus und verursacht einen Großteil typischer Zivilisationskrankheiten wie Bluthochdruck, Herzrhythmus-Störungen, Schlafstörungen, Burn-out, Verspannungen, Rückenschmerzen und viele mehr. Wie kann man diesen Teufelskreis durchbrechen?

Das Zauberwort heißt »Trance«

Seit Urzeiten suchen Menschen nach Tranceerlebnissen. Früher waren Trancen etwas ganz Selbstverständliches. Es war ein Allheilmittel, das die Selbstheilungskräfte aktivierte und die natürliche Harmonie wiederherstellte. Leider wurden diese natürlichen Trancen aus dem Leben des modernen Menschen weitgehend verdrängt. Als Ersatz dienen heutzutage häufig Alkohol, Drogen, Computerspiele etc.

Dabei ist Trance nicht gleich Trance. Es gibt ganz verschiedene Arten von Trancezuständen. Grundsätzlich hat jede Art von natürlicher Trance einen positiven Effekt auf unsere Gesundheit. Der spezielle Zustand, den wir jedoch in diesem Buch anstreben, ist eine ganz besondere Art der Trance, die sich durch drei bestimmte Punkte auszeichnet:

- eine stark veränderte Körperwahrnehmung bis hin zur Auflösung des Körpergefühls

- totales Desinteresse an der Umwelt, bis hin zum Nicht-mehr-Wahrnehmen der Umwelt

- verändertes Zeitgefühl, bis hin zu dessen völligen Verlust

Im Idealfall erlebt der Hypnotisant diese drei Phänomene schon in der ersten Sitzung. Menschen, für die diese Art Erfahrung vollkommen neu ist, benötigen in der Regel mehrere Sitzungen. Das ist eine vollkommen natürliche Reaktion, man testet erst einmal aus, was man zu erwarten hat.

Warum sind uns gerade diese drei Phänomene so wichtig? Der Grund ist ganz einfach: Menschen im Überlebensmodus sind auf drei Dinge fixiert:

- **den eigenen Körper** – er muss fit und stark sein, er muss beschützt werden

- **die Umwelt** – Menschen im Überlebensmodus sind immer darauf bedacht, eine Gefahr rechtzeitig zu erkennen

- **die Zeit** – Menschen im Überlebensmodus stellen sich laufend die Frage: »Bleibt mir genügend Zeit?«

Fällt Ihnen etwas auf? Es sind genau diese drei Dinge, um die es bei dem Trancezustand geht, den wir anstreben: die Lösung der Fixierung auf Körper, Umwelt und Zeit.

Diese Selbstheilungstrancen durchbrechen den Teufelskreis und ermöglichen uns eine Neuausrichtung. Durch die kontinuierliche Unterbrechung der schädlichen Muster, die wir verinnerlicht haben, verkümmern die neuralen Bahnen, und die natürliche Harmonie wird wiederhergestellt.

Aber das ist noch nicht alles. Der gleiche Mechanismus, der uns zerstören kann, funktioniert auch in die andere Richtung. Wir können diese Trancen nutzen, um neue positive neurale Bahnen zu errichten, Gedanken- und Gefühlsnetzwerke von Gesundheit, Vertrauen, Glück und allem, was wir uns wünschen.

Um eine neue (Denk-)Gewohnheit zu installieren, benötigt man etwa einundzwanzig bis neunzig Tage. Wenn Sie einundzwanzig bis neunzig Tage lang regelmäßig jeden Tag etwas Bestimmtes tun, ist es nach dieser Zeit zur Gewohnheit geworden. Für die meisten Gewohnheiten benötigt man nur einen Monat regelmäßiger Ausübung. Dann ist Ihnen das Ganze, wie der Volksmund sagt, »in Fleisch und Blut« übergegangen. Nach dieser Zeit haben Sie sich neue neurale Bahnen geschaffen, auf die Sie sich verlassen können. Machen Sie den Versuch. Die Erfahrung lohnt sich und wird Sie zu mehr motivieren.

Nonverbale Hypnoseinduktion

Diese Art der Induktion stammt, wie schon erwähnt, von **Prof. Dr. Antonio Carreiro** aus Brasilien.

Bei dieser Hypnose wird die Trance durch Stimulierung verschiedener hypnogener Zonen eingeleitet. Sowohl bei der Einleitung als auch während der Trance hält sich der Hypnotiseur verbal vollkommen zurück. Der Klient wird also nicht durch Worte manipuliert.

Die moderne Hypnose setzt ein umfangreiches Hintergrundwissen voraus. Man muss wissen, wie Suggestionen funktionieren, wie sie formuliert werden, welche Suggestionen der jeweilige Klient benötigt usw.

Die hier vorgestellte nonverbale Hypnose ist völlig anders, hier hilft der Hypnotiseur dem Klienten eine optimale Trance zu erreichen, den Rest besorgt der »Innere Heiler« des Klienten. Der »Innere Heiler« des Klienten entscheidet, was, wann und wie geschehen muss, um die ganzheitliche Harmonie wiederherzustellen. Aus diesem Grund ist diese Methode sehr einfach in kurzer Zeit zu erlernen.

Ein weiterer Vorteil: Diese Methode ist sehr gut für Gruppenanwendungen geeignet.

»Wenn ihr mit Hypnose heilen wollt, hört auf zu reden.«

Das war eine der ersten Botschaften in unserer Ausbildung bei Prof. Dr. Antonio Carreiro.

Also genau das Gegenteil von dem, was wir im Allgemeinen bei der Therapie und der Hypnose zu tun lernen. Statt mit ausgefeilten hypnotischen Sprachmustern den kritischen Faktor des Klienten ruhigzustellen, ist Schweigen angesagt. Alles, was der Klient wissen muss, wird ihm im Vorgespräch mitgeteilt. Wenn wir uns dann den hypnogenen Zonen zuwenden, schweigen wir, und die Selbstheilungskräfte des Klienten können ihre Arbeit tun. Eine gründliche Vorbereitung des Klienten ist jedoch unerlässlich.

> »Wenn es um Hypnose geht, müsst ihr Selbsttäuschung, sowohl für den Hypnotiseur als auch den Klienten, vermeiden, denn die Tatsache, dass jemand mit geschlossenen Augen und entspanntem Körper vor euch sitzt, bedeutet nicht unbedingt, dass er den Zustand der Hypnose erreicht hat.«

Hier wird einer der größten Schwachpunkte der modernen Hypnose angesprochen, nämlich die Zweifel des Klienten, ob das denn nun wirklich Hypnose war. Die Argumente »Ich war ja gar nicht weg«, »Ich war die ganze Zeit wach«, »Ich kann mich an alles erinnern« usw. kann man nicht einfach wegdiskutieren.

Die meisten Menschen haben eine ganz bestimmte Vorstellung davon, was Hypnose ist. Diese Vorstellung entspricht oftmals nicht den tatsächlichen Gegebenheiten der modernen Hypnose. Sich einfach nur tief entspannt fühlen reicht diesen Menschen nicht, sie erwarten mehr. Sie als Hypnotiseur müssen diesen Menschen ein eindeutiges Aha-Erlebnis verschaffen, um dieser Erwartungshaltung gerecht zu werden. Dies können ganz verschiedene Phänomene sein. Für einen überwiegend kinästhetisch veranlagten Menschen könnte dies ein intensives visuelles Erlebnis sein und umgekehrt. Wichtig ist, dass der Klient eine überzeugende Erfahrung macht.

Der größte Fehler, den man begehen kann, ist, mit dem Hypnotisanten zu diskutieren, also ihn davon überzeugen zu wollen, dass es Hypnose war, was er erlebt hat. Glaubensmuster lassen sich nicht auf der Verstandesebene wegdiskutieren. Überzeugen können Sie ihn nur, wenn Sie seine Erwartungen erfüllen oder zumindest etwas Gleichwertiges liefern.

Antonio zeigte uns, wie man mit wenigen »Hypnotischen Berührungen« innerhalb kürzester Zeit tiefe Trancezustände erzeugt.

In vielen Fällen kann man schon während der Berührung das Problem erkennen, um das es in der Sitzung geht. Das heißt, der Therapeut erkennt an der Reaktion des Klienten (auf die jeweilige Berührung), welches Thema (ungelöster seelischer Konflikt) die Symptome verursacht.

Diese Berührungen können den Klienten im Idealfall direkt in die Heilkrise führen. Der Therapeut schaut in der Regel schweigend zu. Nicht selten ist der Heilungsprozess (je nach Thema) schon nach einer Sitzung abgeschlossen.

Die fünf Phasen der Hypnose

Prof. Dr. Antonio Carreiro unterteilt die Hypnose in fünf Phasen.

Phase 1 vorläufige Trance. Diese erreichen 98 Prozent der Menschen in der ersten Sitzung.

Phase 2 leichte Trance. Diese erreichen 80 Prozent der Menschen in der ersten Sitzung.

Phase 3 mittlere Trance. Diese erreichen 70 Prozent der Menschen in der ersten Sitzung.

Phase 4 somnambule Trance. Diese erreichen 30 Prozent der Menschen in der ersten Sitzung.

Phase 5 Ekstase. Diese erreichen 6 Prozent der Menschen in der ersten Sitzung.

Diese fünf Phasen sind in fünfzig Stufen unterteilt, erkennbar an bestimmten Kriterien, mit denen man die augenblickliche Tiefe der Trance feststellen kann.

Phase 1 – vorläufige Trance

Stufe 1 Erhöhter Herzschlag
Stufe 2 Spontaner Augenschluss
Stufe 3 Reduziertes kritisches Denken in Bezug auf den Hypnotiseur
Stufe 4 Zittern der Augenlider
Stufe 5 Gefühl von Schwere im Körper
Stufe 6 Bewegungslosigkeit
Stufe 7 Anzeichen von Starre an Mund und Händen
Stufe 8 Teilweise Katalepsie (Starre) der Glieder
Stufe 9 Mydriasis (Weitstellung der Pupillen) und Katalepsie
Stufe 10 Leichte Steifigkeit der Beine, Arme und des Nackens

Phase 2 – leichte Trance

Stufe 11   Keine Eigeninitiative bis zum Verlassen der Trance
Stufe 12   Trockener Mund und langsame, tiefe Atmung
Stufe 13   Verdickung der Halsvene
Stufe 14   Anstieg der Körpertemperatur im Gesicht, auf der Brust und an den Händen, die Füße bleiben kalt
Stufe 15   Übermäßiges Schwitzen an Händen und Füßen
Stufe 16   Akzeptieren und Ausführen einfacher posthypnotischer Suggestionen
Stufe 17   Akzeptieren von Suggestionen zur persönlichen Veränderung wie zum Beispiel dem Erlangen von mehr Selbstvertrauen
Stufe 18   Hohe Muskelstarre von Armen und Beinen
Stufe 19   Teilweise Amnesie nach der Trance
Stufe 20   Rote Bindehaut nach der Trance

Phase 3 – mittlere Trance

Stufe 21   Synästhetische Illusionen
Stufe 22   Geschmacks- und Geruchshalluzinationen
Stufe 23   Überempfindlichkeit für Gerüche, Geräusche und Berührungen
Stufe 24   Spontane Anästhesie an Füßen und Händen
Stufe 25   Schmerzunempfindlichkeit nach Suggestion
Stufe 26   Posthypnotische Amnesie
Stufe 27   Starrer Blick mit erweiterten Pupillen
Stufe 28   Halb geöffnete Augen mit nach oben gestellter Iris
Stufe 29   Hypersensible Reaktion auf die Nähe des Hypnotiseurs
Stufe 30   Suggerierte posthypnotische Amnesie für Menschen, Dinge und Fakten: Der Hypnotisant erinnert sich nach der Hypnose nicht mehr an die vom Hypnotiseur benannten Menschen, Dinge und Fakten

Phase 4 – somnambule Trance

Stufe 31 Vollkommene Lösung von der Umwelt
Stufe 32 Strabismus (Schielen), konvergente Augen
Stufe 33 Werden die Augen geöffnet, ist nur das Weiße zu sehen
Stufe 34 Schnelle Augenbewegung (REM) bei geschlossenen Augen
Stufe 35 Starke Erinnerungsfähigkeit an vergessene Situationen
Stufe 36 Altersregression mit klaren Erinnerungen
Stufe 37 Regression in frühere Leben
Stufe 38 Komplizierte posthypnotische Suggestionen mit Illusionen
Stufe 39 Hypersensibilität
Stufe 40 Steifheit im ganzen Körper, Kontraktion der Hände, Finger und Füße
Stufe 41 Mesmerische Anfälle wie Krämpfe und unkontrollierte Zuckungen
Stufe 42 Bogenkatalepsie: Der Körper des Hypnotisanten bildet einen Bogen, wobei nur noch Füße und Kopf den Boden berühren.

Phase 5 – Ekstase

Stufe 43 Hyperästhesie (Überempfindlichkeit für Berührung)
Stufe 44 Apathie und Verklärung. Rote Augenkontur und tiefrote Nägel
Stufe 45 Schneller Wechsel zwischen Apathie und extremer Dynamik
Stufe 46 Verhalten wie ein Schlafwandler (Somnambul)
Stufe 47 Visuelle und auditive Halluzinationen
Stufe 48 Veränderung der Körperfunktionen durch Suggestionen

Stufe 49 Möglichkeit des Hellhörens und Hellsehens
Stufe 50 Somatisierung von Suggestionen, wie zum Bei-
spiel das suggestive Erzeugen einer Brandblase.
Verweigerung der Aufwachsuggestionen

Diese Informationen sind im Detail unter anderem in den Bü-
chern *Hipnose & Saúde Psicossomática* und *Hipnose: Mítica,
Filosófica e Científica* beide von Prof. Dr. Antonio Carreiro zu
finden.

http://www.academiadehipnose.com/

Vorbereitung des Klienten

Die Vorbereitung des Klienten ist für das Gelingen der Hypnose von herausragender Bedeutung und sollte daher, wie eingangs schon angedeutet, sorgfältig geplant werden.

Schon aus allgemeinen körperlichen Beobachtungen können Sie wesentliche Erkenntnisse ziehen:

*   Achten Sie schon bei der Begrüßung auf die Temperatur der Finger des Klienten. Warme Finger sind in der Regel ein positives Zeichen.

*   Suchen Sie von Anfang an möglichst viel Körperkontakt. Dirigieren Sie die Person mit Ihrer Hand auf den Rückenpunkten (siehe Abb. 1, Seite 38) in den Behandlungsraum bzw. zu dem Ort, an dem Sie arbeiten. Wenn Sie die Hand vorsichtig lösen, achten Sie darauf, ob die Person der Hand folgt und Kontakt zur Hand sucht. Das sind nur minimale Bewegungen. Falls ja, ist das ein sehr positives Zeichen.

Nun ist es wichtig, dem Klienten den gesamten Vorgang zu erklären und ihm einige Grundanweisungen zu geben. Zu diesen Grundanweisungen gehören:

*   der Hinweis, dass während der Hypnose nichts gesprochen wird,

*   der Hinweis, dass verschiedene hypnogene Zonen berührt werden,

*   dass es nichts Besonderes für ihn zu tun gibt und alles ganz natürlich von selbst geschieht,

- Vertrauensübungen (siehe Seite 32),

- Informationen über die verschiedenen Möglichkeiten, die Augen zu schließen,

- energetische Einstimmung.

Die Vorbereitung des Klienten wird in den meisten Fällen das Thema der Trance bestimmen. Wenn wir dem Klienten lediglich die oben genannten Grundanweisungen geben, wählt das Unbewusste in der Regel ein gerade aktuelles Thema. Sprechen wir hingegen bei der Vorbereitung über ein aktuelles Problem des Klienten, wird sich sein Unbewusstes mit großer Wahrscheinlichkeit diesem Problem zuwenden.

Zielgerichtete Grundanweisungen

Die meisten Klienten kommen, weil sie nach einer Lösung für ihr Problem suchen, sie haben also ein bestimmtes Thema. Wenn sie sich im Vorfeld schon auf dieses Wunschthema konzentrieren, wird es mit großer Wahrscheinlichkeit im Mittelpunkt der Sitzung stehen. Ausnahmen sind allerdings möglich und sollten auch akzeptiert werden.

Geht es um ein Wunschthema, erfolgt nun die Frage nach der Zielsituation.

- Welches Ziel streben Sie an?

- Welche Gefühle verbinden Sie damit bzw. erwarten Sie von der Erreichung des Ziels?

- Können Sie sich die Situation vorstellen und spüren, wie Sie sich dann fühlen?

Formulierung des Ziels

Welches Ziel streben Sie an?

Aufgabe des Therapeuten ist es, den Klienten zu einer klaren Formulierung seines Ziels zu führen. Es genügt nicht, zu sagen: »Ich möchte keine Angst mehr haben.« Hier muss der Therapeut nachhaken und fragen, wie genau der Klient sich die (Wunsch-)Situation vorstellt und woran dieser erkennen wird, dass er diese erreicht hat.

Gefühlsmäßige Beschreibung der neuen Situation

»Gehen Sie in Gedanken in Ihre Wunschsituation. Tun Sie so, als ob Sie Ihr Ziel vollständig erreicht hätten. Wie fühlt sich das an?«

An dieser Stelle sollte eine kurze Erklärung zum Thema (Auto-) Suggestion folgen. Wichtig ist, dem Klienten zu erklären, dass hier niemand gegen seinen Willen manipuliert werden soll, sondern dass der Klient in der Lage ist, aus eigener Kraft sein Ziel zu erreichen. Sie zeigen ihm, wie es geht. Tun muss er es selbst.

Unser Gehirn reagiert auf eine imaginäre Situation ebenso wie auf eine real im Äußeren erlebte Situation.

Von zentraler Bedeutung ist, dass der Klient seine Zielsituation innerlich erleben und (das ist ganz wichtig) die entsprechenden Gefühle dazu tatsächlich spüren kann.

Wenn diese beiden Voraussetzungen erfüllt sind, reagiert das Nervensystem. Dann entstehen neue neurale Verbindungen, das Gehirn fängt an, das entsprechende biochemische Milieu für die neue Situation zu schaffen. Die Heilung beginnt – auch körperlich.

Die Schlüsselfrage lautet damit:

»Was wünschst du dir und was fühlst du (wie fühlst du dich), wenn passiert ist, was du dir wünschst?«

Dieser Zustand ist die optimale Vorbereitung für die Trance.

Darüber hinaus sollten Sie den Klienten auf die drei wichtigsten Eigenschaften der Suggestibilität einschwören.

Die drei wichtigsten Eigenschaften der Suggestibilität

Akzeptanz

Der Klient soll dem gesamten Vorgang, den Sie ihm erklärt haben, in vollem Umfang zustimmen. Geht es darum, ein bestimmtes Ziel zu erreichen, darf er keine Vorbehalte seinem Ziel gegenüber haben. Um diese Voraussetzung zu erfüllen, ist es wichtig, dass er sich im Vorfeld gründlich mit seinen Wünschen auseinandersetzt. Ist es wirklich das, was er will? Zeigt er eine hundertprozentig kongruente Zielphysiologie? Hier darf man keine faulen Kompromisse eingehen. Wenn Sie ein Zögern oder eine Ablehnung erkennen, müssen Sie nachfragen und gemeinsam mit dem Klienten herausfinden, was genau geändert werden muss.

Überzeugung/Glaube

Der Klient muss überzeugt sein, er muss daran glauben, dass er sein Ziel durch diese Maßnahme erreicht. Die Überzeugung und der Glaube erschaffen die nötige Erwartungshaltung. Gerade mit diesem Punkt haben viele Menschen Probleme. Sie möchten gern glauben, aber ihr Verstand zweifelt. Dieser Zweifel erschafft ebenfalls eine Erwartung, allerdings nicht das gewünschte Ergebnis. Mit einem kleinen Trick (»so tun als ob«, siehe Seite 30) kann man den Verstand vorübergehend ausheben und so den nötigen Glauben erzeugen.

Sich darauf einlassen

Der Klient muss sich auf die Hypnose einlassen und das Geschehen, die Wirkung zulassen. Er muss mit der richtigen Einstellung in die Sitzung gehen. Machen Sie Ihrem Klienten klar, dass es hier um »Alles oder Nichts« geht, eines der wichtigsten Naturgesetze. Nur wenn er sich hundertprozentig darauf einlässt, wird er eine vollständige Trance erleben.

Die genannten drei Aspekte sollten zu einem Gefühl der Vorfreude verschmelzen. Einer Vorfreude, wie man sie aus Kindertagen kennt, als man zum Beispiel ein lang ersehntes Geschenk auspackte. Das Wissen, dass sich nun ein Herzenswunsch erfüllt, erzeugt ein Gefühl der freudigen Erwartung und hat eine ganz besondere Wirkung auf das Nervensystem.

Wer diese drei Voraussetzungen nicht erfüllen kann, soll so tun, »als ob« er es könnte. Die So-tun-als-ob-Strategie ist eine der wirkungsvollsten Strategien, über die wir verfügen.

Mit der So-tun-als-ob-Strategie können Sie echten Glauben erzeugen, sie hat die gleiche Wirkung auf das Nervensystem wie lebendige Imagination.

Kinder beherrschen diese Strategie noch perfekt, und Erwachsene können sie schnell wieder zu neuem Leben erwecken. Wenn Sie so tun, als ob Sie sich freuen, wird das Ihre Stimmung sofort heben. Das Einzige, was dabei überwunden werden muss, ist der kritische Verstand. Der Verstand ist wichtig und kostbar, wenn man ihn dort einsetzt, wofür er geschaffen ist. Allerdings ist der Verstand auch nur ein Resultat der Sozialisation, mit der Tendenz, sich viel zu wichtig zu nehmen.

An dieser Stelle möchte ich noch auf einen anderen interessanten Mechanismus hinweisen, den Sie hier einsetzen können.

Jede Frage, die ein Mensch hört, löst automatisch unbewusste Suchprozesse aus. Im DK-Verfahren (*Direkte Kommunikation*) erzeugen wir durch gezielte Fragen Trancezustände ohne weitere Induktionen, einfach indem wir mehrere unbewusste Suchprozesse auslösen. Im Unbewussten sind Unmengen von Informationen miteinander vernetzt. Jeder Mensch verfügt über einen riesigen Erfahrungsschatz. Diese Ressourcen können Sie nutzen, indem Sie gezielte Fragen stellen. Das Unbewusste hat nämlich die Tendenz, Fragen automatisch zu beantworten Hierbei spielt es keine Rolle, ob Sie sich die Fragen selbst stellen oder ob Sie die Fragen im Rahmen einer Therapie bzw. Beratung an Ihren Klienten richten.

Durch die richtige Art zu fragen können Sie das Unterbewusstsein aktivieren, in die gewünschte Richtung tätig zu werden.

Wie muss ich denken, um mein Ziel zu erreichen?

Wie muss ich mich fühlen, um mein Ziel zu erreichen?

Wie muss ich mich bewegen, um mein Ziel zu erreichen?

Bei der Vorbereitung auf die Hypnose lösen die folgenden Fragen die entsprechenden Impulse auf unbewusster Ebene aus:

- Wie muss ich mich verhalten, um schon beim ersten Mal eine tiefe Trance zu erleben?

- Wie muss ich atmen, um tiefer in Trance zu kommen?

- Wie muss ich meine Augen schließen ...?

- Wie fühlen sich die Augen an, wenn ich in tiefer Trance bin?

- Wie fühlt sich mein Körper an ...?

Augenschluss und Vertrauensübung

Eine Kleinigkeit mit großer Wirkung ist die Art und Weise, wie der Klient die Augen schließt. Er kann seine Augen von Anfang an geschlossen haben, er kann sie während des Fallens schließen, oder er schließt sie erst, wenn er am Boden liegt. Schließt man die Augen, während man nach hinten fällt, hat dies die stärkste Wirkung. Lassen Sie das Ihren Klienten in der folgenden Vertrauensübung testen.

Bitten Sie Ihren Klienten, sich – mit dem Rücken zu Ihnen gewandt – vor Sie hinzustellen, die Füße dicht zusammen und die Augen geschlossen. Nun fordern Sie ihn auf, sich einfach nach hinten fallen zu lassen. Versichern Sie ihm, dass Sie ihn sicher auffangen werden. Besondere Vorsicht ist bei Personen geboten, die besonders schwer oder größer sind als Sie. In solchen Fällen stellen Sie sich sicherheitshalber mit dem Rücken an eine Wand, die Ihnen im Notfall Halt gibt.

Lassen Sie die Person zuerst nur ein wenig nach hinten fallen. Wiederholen Sie den Vorgang zwei- bis dreimal, wobei Sie Ihren Klienten jedes Mal etwas tiefer fallen lassen.

Nun hat Ihr Klient die ganzheitliche Erfahrung gemacht, dass er Ihnen darin vertrauen kann, dass Sie ihn auffangen. Diese Tatsache ist in seinem System jetzt abgespeichert. Damit hat diese Übung eine viel tiefer gehende Wirkung als lange Vertrauensgespräche. Er hat auch auf unbewusster Ebene erfahren, dass er sich auf Sie verlassen kann.

Sollte Ihr Klient Angst haben, sich fallen zu lassen, ist das vollkommen normal. In diesem Fall müssen Sie sich schrittweise vorarbeiten.

Legen Sie Ihre Hände auf die Schulterblätter des Klienten und fordern Sie ihn erneut auf, sich nach hinten sinken zu lassen, wenn nötig zuerst nur ein paar Millimeter und dann immer weiter. So lange, bis er über den Gleichgewichtspunkt hinaus ist und alles Gewicht in Ihren Händen liegt. Dann wiederholen Sie den Vorgang ohne Körperkontakt. Dieses Vorgehen geht sehr schnell und führt immer zum Erfolg.

Nun wiederholen Sie diese Übung. Allerdings soll Ihr Klient jetzt seine Augen während des Fallens schließen.

Loben Sie Ihren Klienten für die gute Mitarbeit. Dies gilt übrigens für alle (hypnotischen) Arbeiten mit dem Unbewussten. Das Unterbewusstsein reagiert in dieser Hinsicht wie ein kleines Kind, es kann gar nicht genug Lob bekommen. Genügend Lob vervielfacht die Bereitschaft des Unbewussten zur Mitarbeit.

Nun stellen Sie sich noch einmal hinter Ihren Klienten. Sagen Sie ihm, dass Sie nun gleich Ihre Hände auf seine Schulterblätter legen werden und er sich nur auf diese Berührung konzentrieren soll. Sagen Sie ihm außerdem, dass er, sobald Sie Ihre Hände wieder lösen, einen Zug nach hinten verspüren wird und er diesem Zug nachgeben soll. Versichern Sie ihm, dass Sie ihn dann auffangen werden.

Legen Sie ihm nun Ihre Hände auf die Schulterblätter und wiederholen Sie, dass er sich auf die Berührung konzentrieren soll. Nun lösen Sie Ihre Hände vorsichtig, nur so schnell, wie er Ihren Händen folgt, und suggerieren Sie nochmals, dass es ihn nach hinten zieht.

Die Person wird automatisch Ihren Händen folgen, weil sie unbewusst wieder den Kontakt zu Ihren Händen sucht. Allerdings wird sie diesen Akt als einen Zug nach hinten empfinden.

Geben Sie nicht gleich auf, wenn es beim ersten Mal nicht funktioniert, die Sache muss man ein wenig üben.

Auch hier gilt, sobald die Übung gelungen ist: Loben Sie Ihren Klienten ausführlich.

Nun stellen Sie sich vor Ihren Klienten und fordern ihn auf, Ihr rechtes Auge zu fixieren, wobei Sie darauf zeigen. Nehmen Sie dann seine Hände in Ihre Hände und heben Sie diese leicht an, sodass seine Unterarme im rechten Winkel zum Körper stehen. Sie selbst fixieren das linke Auge Ihres Klienten (mehr dazu im Kapitel Augentraining, Seite 65). Blicken Sie Ihrem Klienten starr nur in das linke Auge. Nach kurzer Zeit werden Sie bemerken, dass sich sein Bewusstseinszustand verändert. Sie können es an seinem Gesicht erkennen. Lockern Sie nun vorsichtig den Griff Ihrer Hände. In der Regel werden die Hände Ihres Klienten kataleptisch in dieser Stellung verharren.

Stellen Sie sich nun auf die rechte Seite des Klienten und beginnen Sie, energetisch mit ihm zu spielen. Halten Sie Ihre rechte Hand vor die Brust, Ihre linke Hand hinter den Rücken des Klienten. Beginnen Sie nun, ihn energetisch zu ziehen, nach hinten, nach vorne usw.

Je nachdem, wie gut oder schlecht Sie mit Ihrem Klienten harmonieren, werden seine Reaktionen entsprechend ausfallen. Das energetische Spielen ist übrigens eine Sache, die Sie trainieren können. Sollten die Reaktionen nur schwach ausfallen, können Sie Ihrem Klienten durch leichte Berührungen die Bewegung vorgeben.

Wechseln Sie dann die Position und stellen Sie sich hinter ihn. Auch hier versuchen Sie, ihn energetisch zu verschiedenen Bewegungen zu animieren. Zum Beispiel können Sie Ihre Hände von hinten (so, dass er sie nicht sehen kann) über seine

Schultern halten und beabsichtigen, ihn nach oben zu ziehen. Sie werden erstaunt sein, wenn Ihr Klient sich plötzlich auf die Zehenspitzen stellt, um Ihren Händen zu folgen. Nun wissen Sie ganz sicher, dass es wirklich Ihre Energie war, die diese Reaktion bewirkt hat. Solche Erfolgserlebnisse werden Ihre eigene Ausstrahlung sehr zum Positiven verändern und stärken.

Wichtig ist, dass Sie mit Ihrer Aufmerksamkeit voll und ganz bei der Sache sind.

Überflüssige Fragen

Sicher haben Sie bemerkt, dass wir sehr viel mit Körperkontakt arbeiten und ganz klare Anweisungen geben. Dies sollte spontan und direkt geschehen. Das heißt, vermeiden Sie unsinnige Fragen wie: »Darf ich Sie berühren?«, »Darf ich Sie bitten, ...?«, »Darf ich Sie fragen, ...?«, »Ich möchte gern, dass ...« usw. Das sind Floskeln für Tanzschulen, bei einer richtigen Hypnose erwartet man etwas anderes von Ihnen.

Die Einleitung

Die originale und ideale Einleitung ist die **aus dem Stand** heraus, die vielen Hypnotiseuren als Fallinduktion bekannt sein wird. Leider hat diese Form der Einleitung den Nachteil, dass man sie bei Einzelsitzungen kaum durchführen kann. Es sei denn, man verfügt über die nötige Kraft und der Klient ist nicht zu schwer. Der Vorteil dieser Methode ist, dass etwa 6 Prozent der Klienten schon bei der ersten Sitzung den tiefsten Zustand der Hypnose (Ekstase) erreichen und etwa 30 Prozent immerhin den somnambulen Zustand.

Diese Art der Einleitung eignet sich besonders gut, wenn Sie mit Gruppen arbeiten. Bestimmen Sie zwei Personen zum Auffangen. Mit diesen beiden Personen können Sie zum Schluss aus der sitzenden Haltung heraus arbeiten (siehe Seite 46). Bei einer späteren Sitzung wechseln Sie die Fänger. So kommt jeder in den Genuss, beide Versionen der Einleitung zu erleben.

Wenn Sie mit Gruppen arbeiten, machen Sie jedoch zunächst einen Energiekreis, der alle Teilnehmer, die sich später berühren, mit einschließt. Die gesamte Gruppe, einschließlich Sie selbst, sollte an dem Energiekreis teilnehmen. Dabei stellt man sich im Kreis auf und gibt seinen Nachbarn rechts und links die Hand. Welche Hand oben oder unten ist, spielt keine Rolle. Wichtig ist die körperliche Berührung aller Teilnehmer.

Das Wichtigste ist die Sicherheit Ihrer Klienten. Sorgen Sie dafür, dass mindestens zwei Fänger hinter der Person stehen, mit der Sie arbeiten!

- Gehen Sie nun folgendermaßen vor:Stellen Sie sich vor die Person, Ihre linke Hand auf dem Rückenpunkt, die rechte Hand auf dem Brustpunkt (Abb. 1, Seite 38). Berühren Sie den Klienten sanft, tippen Sie ihn gegebenenfalls leicht an. Schwankt die Person, ist das ein positives Zeichen. Halten Sie Augenkontakt mit zentralem Blick (siehe Seite 66).

- Lösen Sie nach etwa fünfzehn Sekunden die linke Hand vom Rücken, drücken Sie diese, ohne zu zögern, auf die Stirn und stoßen Sie die Person nach hinten (nicht brutal, aber bestimmt).

- Nachdem die Person liegt, warten Sie einen Moment. Beobachten Sie Atmung, Augen und Halsvene. Manche Menschen gehen schon während des Fallens in tiefe Trance über. Hat sich die Atmung verändert? Flattern die Augenlider? Ist die Halsvene deutlich angeschwollen? Im Anhang finden Sie Links zu verschiedenen Videos, in denen einige dieser Merkmale dargestellt sind.

- Beginnen Sie dann, die Hauptzonen (Abb. 2, Seite 39) vom Scheitelpunkt abwärts zu stimulieren, und achten Sie immer auf eventuelle Reaktionen. Wenn Sie in einem bestimmten Bereich eine Reaktion feststellen, ist diese Zone besonders gut zum Stimulieren geeignet.

- Halten Sie immer Körperkontakt, während Sie die einzelnen Punkte bearbeiten. Eine Hand sollte immer den Klienten berühren.

Nach etwa zwanzig Minuten kann es zur Heilkrise kommen (Weinen, Zittern, Krampfen und andere körperliche Reaktionen). Diese Heilkrisen können schlimm aussehen, es besteht aber kein Grund einzugreifen. Achten Sie jedoch darauf, dass der Klient sich nicht verletzen kann.

Wichtig ist, dass Sie sich nicht emotionalisieren lassen und völlig ruhig bleiben.

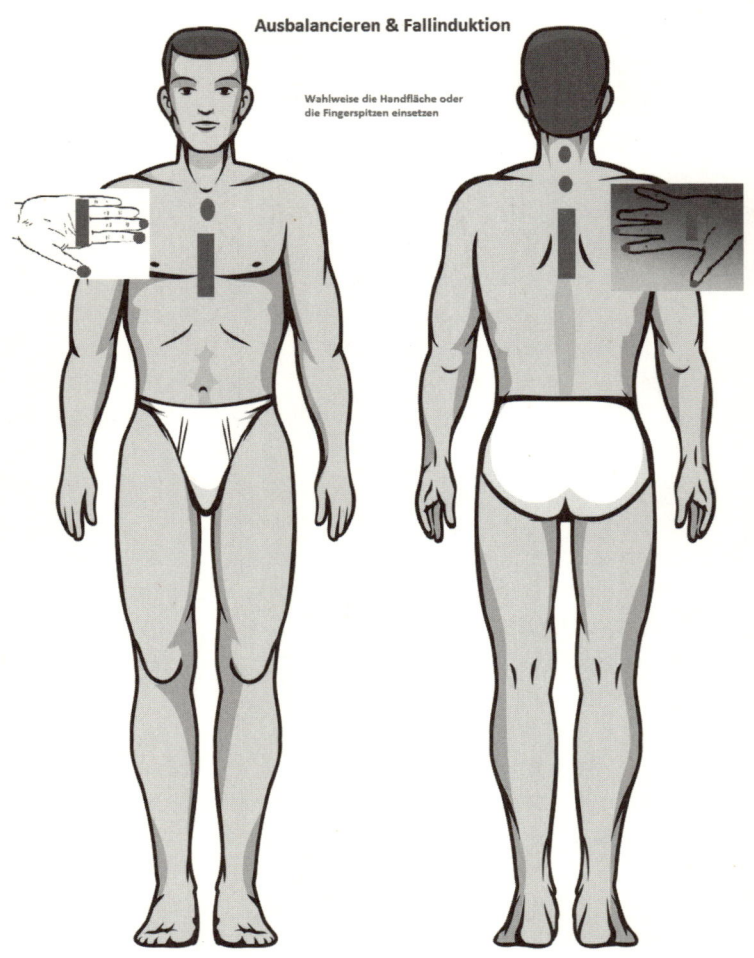

Abb. 1

Die zu stimulierenden Hauptzonen liegen im

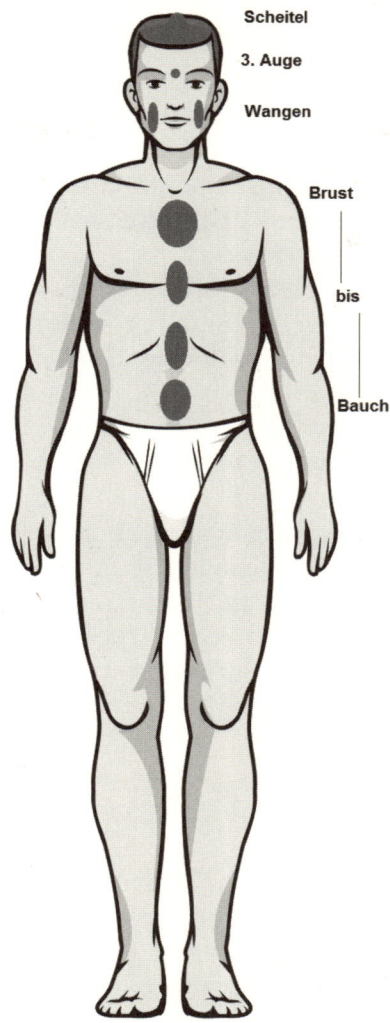

Scheitel

3. Auge

Wangen

Brust

bis

Bauch

Abb. 2

Wangen, Brust und Bauch

Wenn Sie die einzelnen Zonen berühren, kann es vorkommen dass die Person Ihrer Hand folgt. Je nachdem bei welcher Zone dies der Fall ist, können Sie das wahrscheinliche Thema erkennen, um das es geht. Folgt die Person bei Berührung der **Wange** (rechts oder links) der Hand, ist ihr augenblickliches Thema wahrscheinlich **Zuneigung**.

Folgt die Person bei Berührung der **Brust** der Hand, ist ihr augenblickliches Thema wahrscheinlich **Sicherheit**.

Folgt die Person bei Berührung am **Bauch** der Hand, ist ihr augenblickliches Thema wahrscheinlich **Harmonie**.

Darüber hinaus kann man durch Druck auf die Brust die Reaktion einer Heilkrise abmindern. Dafür legen Sie eine oder beide Hände auf die Brust und üben sanften Druck aus, die Person wird sich augenblicklich beruhigen. Allerdings sollten Sie dies nur tun, wenn es absolut notwendig ist, zum Beispiel wenn Verletzungsgefahr besteht.

Wichtig: Halten Sie sich verbal vollkommen zurück!

Wenn Sie Ihrem Klienten irgendwelche Anweisungen geben, behindern Sie den gesamten Prozess. Lassen Sie den Klienten seinen eigenen Weg in die Trance finden. Auch wenn Ihr Klient in Trance ist, halten Sie sich zurück, denn nur so können sich die Selbstheilungskräfte frei entfalten und nur so kann der »Innere Heiler« ungestört arbeiten.

Arbeiten Sie grundsätzlich am Boden, und sorgen Sie für genügend Bewegungsfreiheit, damit sich Ihr Klient im Falle einer Heilkrise nicht verletzen kann. Üben Sie einen Ablauf ein, der Ihnen selbst angenehm ist. Es gibt Menschen, für die es sehr anstrengend ist, am Boden zu arbeiten. Die daraus folgende Anspannung überträgt sich auf den Patienten und kann die Sitzung negativ beeinflussen. Sollte dies bei Ihnen der Fall sein, müssen Sie Ihre Gelenkigkeit trainieren oder doch auf einer Liege arbeiten. Falls Sie eine Liege benutzen, dürfen Sie Ihren Klienten auf keinen Fall allein lassen.

Flüstern Sie nicht während der Trance.

Wenn sich eine Person in Trance befindet, können Sie sich in der Gruppe laut unterhalten, sollten aber unter keinen Umständen flüstern. Flüstern kann die Personen in Trance erheblich stören.

Wecken

Im Idealfall lassen Sie die Person ruhen, bis sie von selbst zurückkommt. Sollte dies zeitlich nicht möglich sein, können Sie die Person auch wecken.

In der Regel kommen die meisten Personen innerhalb einer Stunde von selbst zurück. Falls Sie eine Person wecken müssen, flüstern Sie ihr ins Ohr: »Du kommst nun mit den besten Gefühlen und einem vollkommen klaren Kopf zurück ins Hier und Jetzt.«

Eine andere Möglichkeit, die Sie unbedingt ausprobieren sollten, falls Sie eine Person wecken müssen, ist folgende: Bringen Sie Ihre Hände in die Aura der Person (etwa 5 bis 10 Zentimeter Körperabstand). Bewegen Sie Ihre Finger so, als wollten Sie die Aufmerksamkeit der Person auf Ihre Hände lenken (fünfzehn bis dreißig Sekunden genügen in der Regel). Stellen Sie sich dann an das Kopfende, hinter die Person, und geben mental den Befehl zu erwachen.

Beispiel:

> »Ich zähle nun bis drei, und bei drei öffnest du deine Augen, bist vollkommen wach im Hier und Jetzt.«

Sprechen Sie das im Geiste mit Bestimmtheit und Betonung, so wie Sie das auch laut tun würden. In vielen Fällen werden die Personen wie auf Kommando die Augen öffnen.

Auch wenn eine Person nicht bei drei die Augen öffnet, schauen Sie genau hin. Wahrscheinlich werden Sie winzige körperliche Reaktionen erkennen können, meist eine leichte Veränderung der Atmung oder der Augenbewegungen. Sollte dies der Fall sein, setzen Sie Ihren mentalen Dialog fort, zum Beispiel so:

»Ja, komm zurück, öffne die Augen jetzt, ja, mach die Augen auf, jetzt. Du bist wieder wach, öffne die Augen ...«

Motivieren und drängen Sie die Person (mental) zu reagieren, so wie Sie es auch laut machen würden. Sie führen quasi einen lautlosen Dialog mit der Person.

In den meisten Fällen werden die Klienten Ihnen im Anschluss bestätigen, dass sie Ihre mentale Aufforderung ganz deutlich als Impuls wahrgenommen haben.

Der Klient weigert sich, wach zu werden

Es kann vorkommen, dass ein Klient sich weigert, zurückzukommen. Idealerweise lässt man ihn dann einfach in Ruhe und gibt ihm die Zeit, die er braucht. Da es aber in solchen Fällen mitunter viele Stunden dauern kann bis er von selbst zurückkommt, ist es manchmal sinnvoll, folgende Weckmethoden anzuwenden.

Mesmerische Gegenstriche

Mesmerische Striche werden in der Regel im Abstand von drei bis zehn Zentimetern vom Körper des Klienten durchgeführt. Hierbei streicht man vom Kopf bis über die Füße hinaus durch die Aura des Klienten (siehe auch Seite 58).

Beim Wecken streicht man von den Füßen zum Kopf hin. Diese Striche sollten schwungvoll ausgeführt werden.

Kalt anblasen

Beim Magnetisieren/Mesmerisieren unterscheidet man zwischen (warm) anhauchen und (kalt) anblasen. Durch kurzes, kräftiges Anblasen der Stirn kann man Klienten auch aus tiefen Trancen zurückholen.

Die Sanfte Methode

Fragen Sie den Klienten, wie er zurückgeholt werden möchte, und befolgen Sie seine Anweisungen.

Gruppenanwendungen

Gruppenanwendungen haben verschiedene Vorteile.

Unter anderem finden durch die Gruppendynamik auch Problemfälle schneller in Trance. Darüber hinaus ist eine Therapie in der Gruppe für die Klienten um einiges kostengünstiger. Wenn Sie mit Gruppen arbeiten, können Sie die Teilnehmer aus dem Stand heraus in Trance führen.

Zunächst wird jedoch die Vertrauensübung ausgeführt – und zwar im Kreis. Sie demonstrieren zunächst mit einer Person den Fall nach hinten. Dann bilden alle Teilnehmer der Gruppe einen ganz engen Kreis. Ein Teilnehmer stellt sich in den Kreis und lässt sich nach hinten fallen. Die Teilnehmer, die hinter ihm stehen, fangen ihn auf und stoßen ihn sanft zurück, sodass er nun in eine andere Richtung fällt. So wird er sanft nach und nach in alle Richtungen gestoßen. Dieser Vorgang dauert zwei bis drei Minuten, dann ist der nächste Teilnehmer dran.

Sie können mit themenbezogenen Gruppen arbeiten (zum Beispiel Menschen mit dem gleichen Problem) oder mit Gruppen, in denen die Teilnehmer ganz unterschiedliche Probleme haben. Wichtig ist auch hier wieder die Aufklärung der Teilnehmer darüber, was sie zu erwarten haben. Die Teilnehmer einer Gruppe sollten möglichst dicht beieinander liegen.

Einzelanwendungen

Wenn Sie allein in Einzelsitzungen arbeiten, wird es in den meisten Fällen besser sein, aus der Sitzposition heraus zu arbeiten.

Das Vorgehen ist dabei Folgendes:

1. Der Klient sitzt auf der Unterlage, Sie knien rechts neben ihm. Ihre linke Hand liegt auf dem Rückenpunkt, die rechte Hand auf dem Brustpunkt. Berühren Sie den Klienten sanft, tippen Sie ihn gegebenenfalls leicht an. Schwankt die Person, ist das ein positives Zeichen. Halten Sie Augenkontakt mit zentralem Blick.

2. Lösen Sie nach etwa fünfzehn Sekunden die linke Hand vom Rücken und legen Sie sie in den Nacken der Person. Mit der rechten Hand drücken Sie gegen die Stirn der Person und führen diese vorsichtig in die Rückenlage.

3. Danach geht es weiter wie schon beschrieben.

Weitere Einstiegsmöglichkeiten in die Trance

In der Einzelsitzung aus dem Stand

1. Doch auch wenn Sie allein in Einzelsitzungen arbeiten, heißt das nicht, dass Sie komplett auf das Einleiten aus dem Stand verzichten müssen. Erklären Sie dem Klienten zunächst den Vorgang anhand der Vertrauensübung.

2. Stellen Sie sich vor die Person. Ihre linke Hand liegt auf dem Rückenpunkt, die rechte Hand auf dem Brustpunkt. Berühren Sie den Klienten sanft, tippen Sie ihn gegebenenfalls leicht an. Schwankt die Person, ist das ein positives Zeichen. Halten Sie Augenkontakt mit zentralem Blick.

3. Lösen Sie nach etwa 15 Sekunden die rechte Hand von der Brust, halten Sie mit der linken Hand Körperkontakt und treten Sie hinter die Person.

4. Lösen Sie Ihre linke Hand, fangen Sie die Person sicher auf und führen Sie diese zu Boden.

5. Sollte die Person nicht gleich fallen, tippen Sie ihr leicht auf die Schulter.

Sanfte Akupressur

Auch hier beginnen Sie mit der Vertrauensübung und erklären dann den weiteren Verlauf.

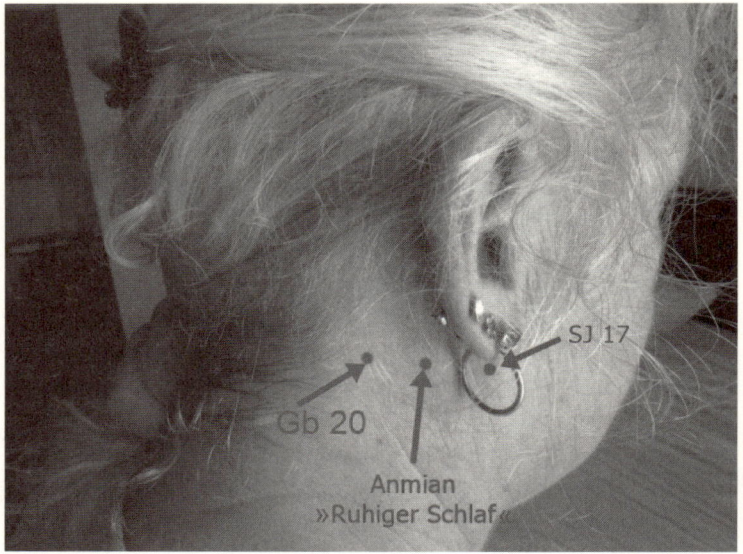

Abb. 3

Zwischen den Akupunkturpunkten Gb 20 (Gallenblasen-Meridian 20) und SJ 17 (Sanjiao-Meridian 17 oder auch Dreifacher Erwärmer DE-17) befindet sich der Anmian »Ruhiger Schlaf«.

Massieren Sie diesen Punkt (beidseitig) unter sehr, sehr sanftem Druck und mit kreisenden Bewegungen mindestens fünfzehn Sekunden.

Lösen Sie Ihre Hände und fangen Sie die Person sicher auf, sobald diese nach hinten fällt.

Dieses Vorgehen können Sie sowohl im Stehen als auch im Sitzen anwenden.

Mit hypnotischen Berührungen in der Rückenlage

Sollte Ihr Klient, aus welchen Gründen auch immer, weder aus dem Stand noch aus der Sitzhaltung heraus behandelt werden können, besteht die Möglichkeit, direkt im Liegen zu arbeiten. Nutzen Sie hierbei zunächst die Basispunkte (siehe Abb. 4, Seite 50) für hypnotische Berührungen.

Wie schon im Kontext der Hauptzonen dargelegt, ist es wichtig, genau zu beobachten, auf welche Punkte der Klient besonders stark reagiert. Diese Punkte sind seine Schlüsselpunkte und sollten vermehrt stimuliert werden.

Generell hat jede Berührung, die keinen offensichtlichen Zweck erfüllt, einen hypnotischen Charakter. Einen ebenso starken hypnotischen Charakter haben kleine Veränderungen der gewöhnlichen Körperhaltungen. Wahrscheinlich sind es die unendlich vielen neuen Informationen, die bei solchen Berührungen und ungewohnten Körperveränderungen das Nervensystem überfluten und dadurch ungewöhnlich viele Suchprozesse auslösen. Dies führt dazu, dass automatisch Trancezustände entstehen und das Bewusstsein eingeschränkt wird.

Video zum Thema »Hypnotische Berührungen«:
https://youtu.be/ULT6iLWPjz4?list=
PLKHkGyTGfFVjLWeEPHEtSGiIQz4KYSMox

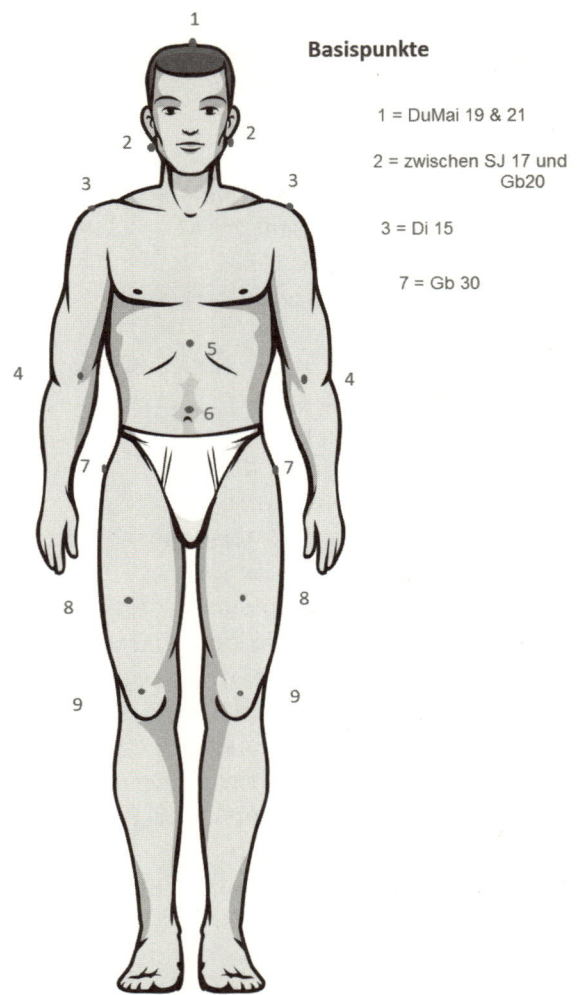

Basispunkte

1 = DuMai 19 & 21

2 = zwischen SJ 17 und Gb20

3 = Di 15

7 = Gb 30

Abb. 4

Beginnen Sie vom Scheitel abwärts. Hierbei ist es ganz besonders wichtig, auf die Reaktionen der Person zu achten.

Alle Punkte werden nur ganz sanft stimuliert.

Sie brauchen sich keine Gedanken zu machen, ob Sie die Punkte richtig treffen, da es hierbei um den allgemeinen Bereich geht, also die Region, in der der Punkt liegt.

> **Videos zum Thema »Hypnogene Zonen«:**
> https://youtu.be/xESHCkJaT9A
> https://youtu.be/57lcZ-DuAf8
> https://youtu.be/R1e4sF5Co4Q

Seelenreisen

Einen völlig anderen Einstieg in die Trance bieten verschiedene Techniken aus dem Schamanismus, hier insbesondere die Methoden von Felicitas Goodman (1914–2005).

Felicitas Goodman war psychologische Anthropologin und Tranceforscherin. Sie experimentierte mit speziellen rituellen Körperhaltungen und entdeckte, dass die jeweilige Haltung das Grundthema der Trance bestimmt. Diese Reisen dauern etwa fünfzehn bis zwanzig Minuten und werden von einem speziellen Trommel- oder Rasselrhythmus begleitet. Hier gibt es zu den verschiedensten Themen ganz bestimmte Körperstellungen, die der Klient einnimmt. Dann wird gerasselt oder getrommelt. Wenn man niemanden hat, der dies tun kann, erfüllt auch eine Tonaufnahme den Zweck.

Ich werde nie mein erstes Erlebnis mit diesen rituellen Körperhaltungen vergessen. Ich wollte die Körperhaltung des Schamanen testen. Dies ist eine typische Heilerhaltung. Wenn man diese Haltung einnimmt, kommt man in Kontakt mit einem Bären. Man spürt seine Berührung, sein Fell oder wird sogar von hinten komplett von ihm umarmt.

Ich machte die vorbereitende Atemübung, schloss die Augen und nahm die Körperhaltung ein, die mir als Haltung des Schamanen in Erinnerung war. Mein Freund, mit dem ich des Öfteren derartige Experimente durchführte, fing an zu rasseln.

Es dauerte nicht lange, da sah ich in der Ferne einen Adler, der rasend schnell näher kam und sich schließlich in meiner Brust festkrallte. Ich war total irritiert, da ich die weiche Umarmung eines Bären erwartet hatte.

Sein Kopf war direkt vor meinen Augen, sein Schnabel weit geöffnet, deutlich konnte ich an seiner Zunge sehen, wie er schnell und heftig atmete. Ich wusste, er würde mir nichts tun. Plötzlich spürte ich, wie sich mein Gesicht verformte. Mund und Nase wurden immer länger und ich spürte ganz deutlich, wie mir eine Schnauze wuchs. Mein kompletter Kopf verwandelte sich in den Kopf eines Wolfes. Meine Wahrnehmung war jedoch völlig klar. Das Einzige, was sich vom alltäglichen Bewusstseinszustand unterschied, war, dass ich Beobachter und Beteiligter gleichzeitig war.

Später stellte sich heraus, dass ich irrtümlicherweise nicht die Haltung des Schamanen eingenommen hatte, sondern eine Transformationshaltung, bei der man sich in ein Tier verwandelt.

Felicitas Goodman hat ihre Anregungen der verschiedenen Körperhaltungen hauptsächlich von prähistorischen Skulpturen und Zeichnungen übernommen, die man weltweit gefunden hat und die grundsätzlich überall auf der Welt die gleichen Merkmale aufweisen.

Zum Beispiel zeigen die bekannte Höhlenmalereien von Lascaux in Frankreich einen anscheinend auf dem Boden liegenden Mann, neben ihm steckt ein Stab senkrecht in der Erde. Auf dem Stab befindet sich ein Vogel, und der Mann selbst scheint auch eine Vogelmaske zu tragen. Vor diesem Mann steht ein Auerochse. Oberflächlich betrachtet könnte man meinen, der Mann sei von dem Auerochsen zu Boden geworfen worden. Als Goodman diese Malerei näher untersuchte, stellte sie fest, dass der Auerochse wohl zu einer anderen Zeit gemalt wurde und nicht zur eigentlichen Szene dazugehört. Außerdem kam sie zu dem Schluss, dass der Mann nicht auf dem Boden liegt, sondern schräg in der Luft zu hängen scheint, und zwar in einem Winkel von 37 Grad. Daraufhin baute sie eine entsprechende Vorrichtung, mit der sie experimentierte. Die Versuchspersonen legten sich auf diese Vorrichtung, die Körper in einem Winkel von 37 Grad halb aufgerichtet, den linken Arm ausgestreckt, den Ellenbogen durchgedrückt, die Finger leicht gespreizt und mit dem Daumen in Richtung der Füße zeigend. Der rechte Arm liegt locker an der rechten Seite. Auch hier war das Grundthema bei allen Versuchspersonen gleich, es hatte immer etwas mit Flugerlebnissen zu tun. Falls Sie die Möglichkeit haben, sollten Sie das Ganze einmal selbst ausprobieren. Jede Reise beginnt mit einer Atemübung, bei der Sie etwa sechzig Atemzüge zum Entspannen machen..

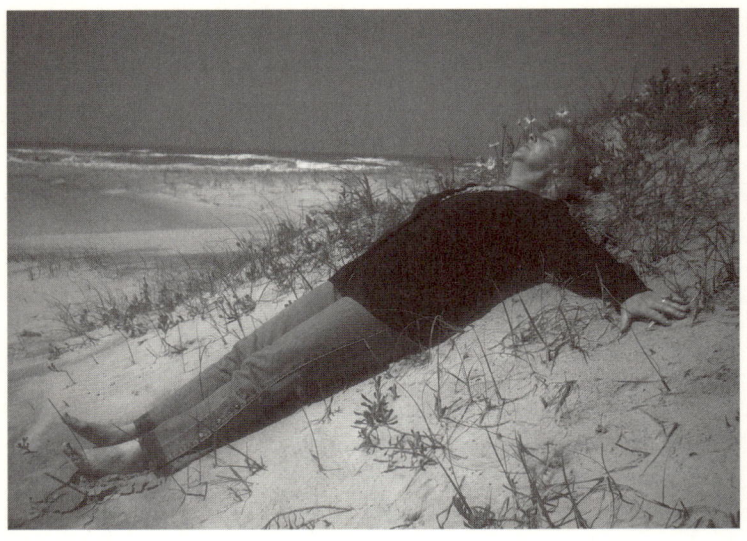

Abb. 5: Person in der 37-Grad-Schräge.

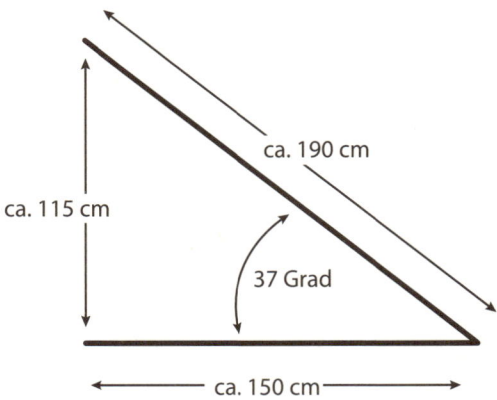

Abb. 6: Um eine 1,90 große Person in eine Schräglage von 37 Grad zu brin-gen, ist folgender Aufbau notwendig.

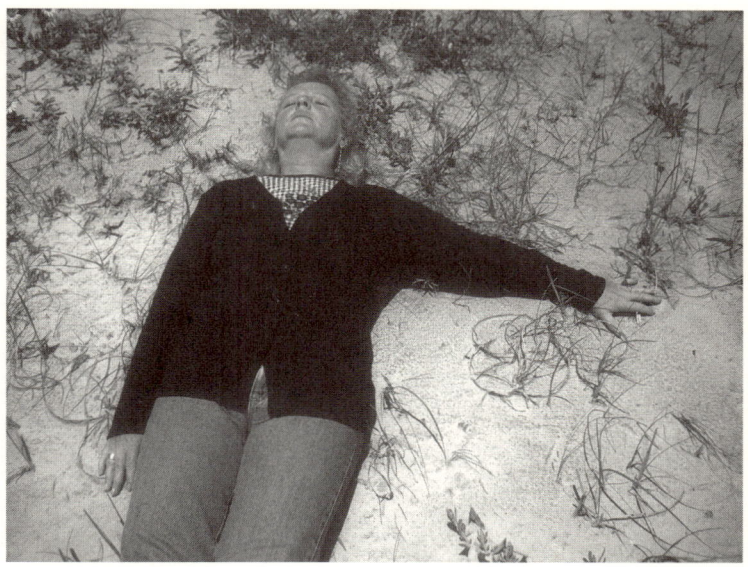

Abb. 7: Der rechte Arm liegt entspannt neben dem Körper. Der linke Arm ist gespannt, der Ellenbogen durchgedrückt und der Daumen weist nach unten. Die Augen sind geschlossen. Die Rassel oder Trommel kann beginnen.

Falls Sie das Thema interessiert und Sie tiefer einsteigen möchten, finden Sie hier weitere Informationen:
http://www.hypnose-institut-phoenix.de/seelenreisen/

Körperstellung verändern

Sobald sich die ersten Zeichen von Trance zeigen, können Sie die Körperstellung des Klienten verändern. Dies hilft ihm, schneller tiefere Trancezustände zu erleben.

In der Regel liegt der Klient auf dem Rücken. Dann kann man zum Beispiel dessen rechtes Bein anheben und über das linke Bein legen oder umgekehrt. Sie können auch den rechten Arm über den Bauch legen oder in einem anderen Winkel zum Körper ablegen. Alle diese Veränderungen sollten bestimmt und ohne zu zögern durchgeführt werden. Man darf hier nicht den Fehler machen, diese Veränderungen zaghaft vorzunehmen, dies würde den Klienten nur verunsichern und den weiteren Verlauf der Trance stören.

Die Veränderung der Körperstellung hat die gleiche Wirkung wie das Fraktionieren bei der modernen Hypnose. Der Hypnotisant kommt kurz aus der Trance heraus, um sogleich in eine merklich tiefere Trance zu versinken.

Eine andere Art, mit dem Körper des Klienten zu arbeiten, ist der **kataleptische Arm**. Die meisten Klienten empfinden es als angenehm, wenn man ihre Hand oder den ganzen Arm in die kataleptische Starre versetzt. In den meisten Fällen wird es als Erleichterung beschrieben. Bisher konnte jedoch noch nie jemand erklären, wovon genau er sich erleichtert fühlt. Wahrscheinlich dient der kataleptische Arm als eine Art Anker, der dem Klienten Sicherheit gibt, so wie zum Beispiel die Tafeln bei der Technik mit den *Tafeln von Chartres*.

Mesmerismus

Vorschläge zur Schulung der nonverbalen Faktoren

Mit der beschriebenen Vorgehensweise und Stimulierung der angegebenen Zonen werden Sie schon jetzt ganz beachtliche Erfolge erzielen. Verfeinern können Sie diese Arbeit, indem Sie das Ziel Ihrer Sitzung verstärkt in den Fokus nehmen. Wenn Sie mit einem Menschen arbeiten, dann tun Sie es ja aus einem bestimmten Grund. Das heißt, Sie haben schon eine bestimmte Absicht, eine Erwartung, was passieren soll. Meist ist dies jedoch nicht mehr als der Wunsch, dass die Behandlung erfolgreich verläuft.

Ebenso kommt es auch ganz selbstverständlich zu einem Energieaustausch zwischen Ihnen und Ihrem Klienten. Dieser Energieaustausch ist in den meisten Fällen ebenso beiläufig wie der Wunsch nach Heilung oder Veränderung.

Beides, Absicht und Energiefluss, kann jedoch noch weiter trainiert werden.

In meinem Buch *Hypnose und Hindu-Hypnotismus* habe ich ein komplettes Trainingsprogramm beschrieben zur Entfaltung und Steuerung dieser Kräfte. Dieses Trainingsprogramm wird seit Jahrhunderten von Generation zu Generation weitergeben – ein Indiz für seine Wirksamkeit.

Drei (Grund-)Übungen aus dem Hindu-Hypnotismus möchte ich hier vorstellen. Diese drei Grundübungen (vorausgesetzt, sie werden richtig beherrscht) genügen vollkommen, um geniale Ergebnisse bei der Hypnose zu erzielen.

Ich erspare mir hier die üblichen Argumente, die den Leser davon überzeugen sollen, dass alles im Universum Energie ist, dass man diese Energie übertragen kann usw. Führen Sie einfach die vorgestellten Übungen durch und überzeugen Sie sich selbst. Diese Übungen werden Ihr Leben auf jeden Fall bereichern, ob Sie daran glauben oder nicht.

Energie folgt der Aufmerksamkeit. Das heißt, worauf Sie Ihre Aufmerksamkeit richten, dorthin fließt auch Ihre Energie. Dies ist wahrscheinlich auch der Grund dafür, dass aus den Augen und Händen des Menschen die meiste Energie ausströmt, denn Augen und Hände nehmen den größten Teil der Aufmerksamkeit in Anspruch. Bevor Sie sich nun den drei Grundübungen zuwenden, sollten Sie diese Energie selbst körperlich spüren. Das beste mir bekannte Verfahren dafür sind die sogenannten Mesmerischen Striche oder das Mesmerisieren. Das Mesmerisieren ist eine fast in Vergessenheit geratene Anwendung, die für viele Leiden eine optimale Hilfe bietet. Gerade auch bei körperlichen Schäden wie zum Beispiel den Spätfolgen eines Schlaganfalls kann man durch Mesmerische Striche oft Unglaubliches bewirken.

Mesmerische Striche

Ihr Klient liegt bequem auf dem Rücken (vorzugsweise auf einer Liege). Nun beginnen Sie, die Aura des Klienten vom Kopf bis zu den Füßen auszustreichen. Bewegen Sie im Abstand von drei bis zehn Zentimetern zum Körper Ihre Hände vom Kopf bis über die Füße hinaus, schütteln Sie Ihre Hände kurz ab und bringen Sie diese wieder im hohen Bogen zurück zum Kopf. Halten Sie Ihre Hände so, dass Ihre Handflächen in Richtung der Füße zeigen, so als würden Sie etwas mit Ihren Händen vom Kopf bis zu den Füßen schieben.

Wichtig ist, dass Sie Ihre Hände immer im hohen Bogen zum Kopf zurückführen und nicht etwa nahe am Körper des Klienten. Die Striche sollten nicht zu langsam, aber auch nicht zu schnell durchgeführt werden, pro Strich etwa drei bis fünf Sekunden. Mit der Zeit werden Sie ein Gespür dafür bekommen, welche Geschwindigkeit gerade richtig ist. Wahrscheinlich werden Sie schon in Ihrer ersten Sitzung die Energie spüren. Diese Energie wird dabei ganz unterschiedlich wahrgenommen. Es kann ein Kribbeln in den Händen sein, ein Gefühl von Hitze oder ein Ziehen. Die meisten Menschen haben das Gefühl, tatsächlich etwas mit ihren Händen zu schieben.

Eine solche Behandlung entfaltet seine volle Wirkung nach etwa zwanzig Minuten. Das heißt, Sie sollten mindestens zwanzig Minuten streichen, bevor Sie andere Elemente hinzufügen.

Achten Sie darauf, dass sich niemand am Fußende aufhält und sich dort auch möglichst keine Lebensmittel, Wasser oder Ähnliches befinden.

Bei regelmäßiger Anwendung werden sich verschiedene positive Veränderungen bei Ihnen einstellen. Die wichtigsten Veränderungen:

- Ihr Energiepegel steigt kontinuierlich.

- Allein der Gedanke ans Mesmerisieren bewirkt den Energiefluss. Sie merken es deutlich in Ihren Händen.

- Sie spüren intuitiv, wo beim Patienten etwas nicht stimmt, und können Ihrer Intuition vertrauen, was genau zu tun ist.

Die Klienten empfinden diese Behandlung als absolut tiefe Entspannung, oft gepaart mit stark verändertem Körpergefühl oder Abschalten jeglicher Körperempfindungen. Leider fehlt heute vielen Menschen die nötige Geduld, sich bis an diesen Punkt vorzuarbeiten.

Nach etwa zwanzig Minuten Streichen können Sie weitere Element hinzufügen, je nach Ziel der Sitzung.

Haben Sie zum Beispiel jemanden mit Lähmungserscheinungen, werden Sie wahrscheinlich schon in der Streichphase bemerken, dass sich bestimmte Körperregionen anders anfühlen oder mehr Energie saugen. Diese Bereiche können Sie dann besonders behandeln – folgen Sie Ihrer Intuition.

Sie können dem Klienten zum Beispiel suggerieren, er möge sich vorstellen, wie er mit dem gelähmten Körperteil eine bestimmte (sinnvolle) Bewegung ausführt. Hier sollten Sie dann genau auf Mikrobewegungen in der angesprochenen Körperregion achten und auf die kleinsten Reaktionen mit viel Lob eingehen. Lassen Sie Partner oder Familienangehörige an den Sitzungen teilnehmen, zeigen Sie ihnen, wie es geht, damit sie das Mesmerieren zu Hause fortführen können.

Wenn Sie Ihre Sitzung beenden wollen, tun Sie dies mit einigen schwungvollen Energieaufstrichen, begleitet von positiven Suggestionen von Frische und besonderer Wachheit.

Selbstverständlich können Sie auch die bereits beschriebenen Methoden zum Wecken nutzen oder den Patienten von allein wach werden lassen.

Erklären Sie Ihrem Patienten, dass es sich um ganz natürliche Prozesse handelt, dass sich neue neurale Bahnen bilden und er zur Not auch allein üben kann. Wichtig sind das lebhafte innere Erleben der erwünschten Ergebnisse und der Glaube daran, dass es möglich ist, diese zu erreichen.

Mithilfe von Klangschalen können Sie Ihren Energiefluss ebenfalls beeinflussen. Stellen Sie eine Klangschale auf Ihre Knie, schlagen Sie die Schale kräftig an und schirmen diese mit Ihren Händen ab. Sie dürfen die Schale aber nicht berühren. Suchen Sie die Position, in der Sie die Vibration am stärksten wahrnehmen. Vergrößern Sie langsam den Abstand zur Schale. Wie weit können Sie die Vibration spüren? Spielen Sie mit der Klangschale, versuchen Sie den Abstand mit jeder Sitzung zu vergrößern. Durch dieses Training werden Sie enorm feinfühlig, und gleichzeitig verstärken Sie den Energiefluss Ihrer Hände.

Sobald Sie Ihre Energie erst einmal zum Fließen gebracht haben, können Sie im nächsten Schritt dazu übergehen, diese Energie bewusst zu lenken und sie mit Information zu bestücken. Darum geht es nun in den folgenden Übungen.

Gedankenkontrolle

Erinnern Sie sich: Energie folgt der Aufmerksamkeit. Und das tut sie immer, egal ob Sie Ihre Aufmerksamkeit bewusst auf eine bestimmte Sache lenken oder Ihre Gedanken unbewusst umherschweifen lassen. In der Regel konzentrieren wir unsere Aufmerksamkeit nur, wenn diese ausdrücklich gefordert ist, zum Beispiel beim Autofahren.

Zunächst lernen Sie all die komplizierten Dinge wie Kuppeln, Schalten, Bremsen, Anfahren usw., die notwendig sind, um eine Auto in Bewegung zu bringen.

Dann lernen Sie, sich mit dem Auto im fließenden Verkehr zu bewegen, während Sie kuppeln, schalten, bremsen, beschleunigen, in den Spiegel schauen, Blinker setzen usw. Es sind unendlich viele Dinge und viele davon müssen zeitgleich ausgeführt werden. Doch es dauert gar nicht lange, und all diese Dinge laufen automatisch ab.

Sie beabsichtigen, von A nach B zu fahren, und brauchen sich um nichts mehr zu kümmern. Ganz ähnlich ist es mit der energetischen Steuerung. Sie lernen ein paar Grundschritte und fügen dann alles zusammen. Und genau wie beim Autofahren verbessern sich die Fähigkeiten, wenn diese regelmäßig trainiert werden.

Der erste Schritt besteht nun darin, die Flut Ihrer Gedanken möglichst zu drosseln und das endlose Geplapper im Kopf zum Schweigen zu bringen. Eine sehr gute Übung, die rasche Resultate bringt, ist folgende:

Sie sitzen aufrecht auf einem Stuhl, Ihre Augen sind geschlossen. Nehmen Sie den Gedanken, der Ihnen in diesem Augenblick durch den Kopf geht, zur Kenntnis und fragen sich im Geiste: »Und was ist mein nächster Gedanke?«

Sie werden bemerken, dass durch diese Frage eine kurze Lücke, eine kurze Pause im Denken entsteht. Für einen kurzen Moment ist kein Gedanke mehr da. Beobachten Sie auch den nächsten Gedanken, und stellen Sie erneut die Frage: »Und was ist mein nächster Gedanke?« Auf diese Art fahren Sie fort, Gedanke für Gedanke. Sie werden erleben, dass die Gedankenlücken immer größer werden. Wichtig ist, wie bei allen anderen Übungen auch, regelmäßig jeden Tag zu trainieren. Sobald Sie es schaffen, fünfzehn Minuten frei von Gedanken zu sein, können Sie stolz auf sich sein.

Natürlich müssen Sie jetzt nicht abwarten, bis Sie dieses Ziel erreicht haben, denn das wird wahrscheinlich Monate dauern. Allerdings sollten Sie durch tägliches Training dieses Ziel ernsthaft ansteuern. Wie viel Zeit Sie täglich in diese Übung investieren, liegt an Ihnen. Sie sollten aber mindestens täglich fünfzehn Minuten dafür einplanen – und das, wenn es sich einrichten lässt, immer zur gleichen Uhrzeit.

Unabhängig davon können Sie zusätzliche Zeit investieren, wann immer Sie Gelegenheit dazu haben. (Wartezeiten beim Arzt oder in der Supermarktschlange sind zum Beispiel eine gute Gelegenheit).

Energieball formen

Bringen Sie Ihre Handflächen vor Ihrem Bauch zusammen und lösen Sie dann langsam die Berührung, bis Ihre Handflächen einen Abstand von etwa zehn Zentimetern zueinander haben. Bewegen Sie dann Ihre Hände so, als würden Sie einen Luftballon zwischen Ihren Handflächen ertasten, drücken und massieren. Sobald Sie in der Lage sind, diesen feinen Widerstand zu spüren, vergrößern Sie den Abstand Ihrer Hände. Diese Übung können Sie beliebig erweitern, sobald Sie in der Lage sind, die Energie zu spüren. Experimentieren Sie damit.

Mit den Poren atmen

Denken Sie daran, je öfter Sie die Mesmerischen Striche anwenden, umso stärker entwickelt sich Ihr Energiefluss. Zusätzlich können Sie durch bewusste Atemübungen Ihren Energiepegel steigern. Gewöhnen Sie sich zunächst an, tief in den Bauch zu atmen. Sobald dies einigermaßen funktioniert, verbinden Sie die Atmung mit einer Imagination. Stellen Sie sich vor, Sie würden durch Ihre Poren einatmen, Sie atmen reine Energie ein. Stellen Sie sich dazu vor, Sie befinden sich in einem Meer von Energie. Sie sind vollkommen allein, und um Sie herum gibt es nichts als diese Energie. Vielleicht sehen Sie die Energie als weißes Licht oder farbig, das bleibt Ihnen überlassen.

Sobald Sie sich an diese Vorstellung und Atmung gewöhnt haben, gehen Sie einen Schritt weiter. Stellen Sie sich nun vor, wie diese Energie bei jedem Einatmen von Ihren Poren aufgesaugt wird, Ihr ganzer Körper saugt diese Energie ein. Jede einzelne Pore ist wie ein kleiner Mund, der diese Energie einatmet. Beim Ausatmen denken Sie an nichts. Diese Energie bleibt in Ihrem Körper und baut sich auf. Atmen Sie weiter, bis Sie das Gefühl haben, dass Ihr Körper prall gefüllt ist mit Energie und diese nun über Ihre körperliche Grenze hinausstrahlt. Mit der Zeit lassen Sie die Strahlung wachsen, sodass Ihre ganze Umgebung von dieser (nämlich Ihrer) Energie durchdrungen wird.

Bevor Sie die jeweilige Übung beenden, ist es notwendig, die überschüssige Energie wieder abzugeben. Stellen Sie sich einfach vor, wie diese Energie aus Ihren Händen (oder Augen) herausströmt ins Universum. Ebenso können Sie visualisieren, dass diese Energie Ihren Zielen zufließt. Testen Sie die Unterschiede. Wie groß oder intensiv spüren Sie den Energieball ohne spezielle Atmung und wie groß und intensiv spüren Sie ihn mit spezieller Atmung?

Augentraining: Der magnetische Blick, auch zentraler Blick genannt

Mit Ihren Augen lenken Sie Ihre Absicht, aus Ihren Augen strömt Ihre Willenskraft. Aus diesem Grund ist das Augentraining ein zentrales Element unserer Arbeit. Diese Übung sollten Sie regelmäßig durchführen. Das muss nicht immer zu Hause vor der Wand sein, das kann überall sein, immer wenn Sie Zeit haben.

Mit dieser Übung steigern Sie den Energiefluss Ihrer Augen und stärken den Willen (Wille im Sinne von Absicht).

Kopieren Sie folgende Scheibe, kleben Sie sie auf einen Karton und schneiden sie aus.

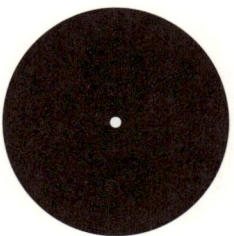

Abb. 8: Fertigen Sie sich eine Fixierscheibe mit einem Durchmesser von etwa drei Zentimetern und einem weißen Fixpunkt in der Mitte an.

Befestigen Sie diese Scheibe an der Wand, setzen Sie sich in ein bis zwei Meter Abstand davor. Fixieren Sie den Punkt, ohne sich zu bewegen und ohne zu zwinkern. Beginnen Sie mit fünf Minuten. Sobald Sie fünf Minuten schaffen, erhöhen Sie auf zehn Minuten, später dann auf fünfzehn Minuten. Ihre Augen werden wahrscheinlich zu brennen beginnen, das ist völlig normal, und mit der Zeit gewöhnen Sie sich daran. Achten Sie darauf, dass Sie wirklich den Punkt mit Ihren Pupillen halten und nicht seitlich abschweifen. Das heißt, Ihr Blick bleibt stur auf den Punkt gerichtet. Mit der Zeit wird sich ein peripheres Sehen einstellen. Das ist gut und hat nichts mit dem seitlichen Abschweifen zu tun. Wenn Sie sich erst daran gewöhnt haben, Ihre Augen für längere Zeit offen zu halten, ohne zu zwinkern, werden Sie von einer gewissen inneren Ruhe erfüllt werden.

Auch für diese Übung sollten Sie sich täglich einige Minuten reservieren. Darüber hinaus gilt auch hier das Gleiche wie für alle anderen Übungen: Sie können sie zusätzlich immer und überall durchführen.

Lebendiges inneres Erleben

Nun gibt es noch eine wichtige Sache, die Sie trainieren sollten: das Imaginieren oder Visualisieren. Da beide Begriffe immer wieder zu Verwirrung führen, bezeichne ich diesen Vorgang als »lebendiges inneres Erleben«.

Es gibt Menschen, die können sich verschiedene Dinge ganz klar und naturgetreu vorstellen und vor ihrem geistigen Auge sehen. Allerdings ist dies eher selten der Fall, bei den meisten Menschen ist es eine Mischung aus mehreren Sinnen. Ganz gleich wie Ihr inneres Erleben beschaffen ist, fangen Sie an, regelmäßig bewusst damit zu arbeiten, und Sie werden überrascht sein, wie schnell sich ein lebendiges inneres Erleben herauskristallisiert.

In der Regel laufen diese Vorgänge bei den meisten Menschen unbewusst oder nur halb bewusst ab. Es sind die inneren Bilder, Stimmen, Gefühle, meist Erinnerungen, auf die wir erst aufmerksam werden, wenn sie eine bestimmte Reizschwelle überschreiten.

Der erste Schritt besteht nun darin, die Regie selbst zu übernehmen und sich ganz bewusst ein Thema auszuwählen und dieses innerlich zu erleben. Fangen Sie mit dem an, was Sie schon haben. Wenn Sie zum Beispiel Ihre Augen schließen und sich vorstellen, aufzustehen und die Tür zu öffnen, was erleben Sie dann innerlich? Das, was dabei in Ihnen abläuft, ist Ihr augenblickliches inneres Erleben. Damit können Sie arbeiten, das ist Ihr Ausgangspunkt.

Sie können jetzt dieses innere Erleben erweitern, indem Sie um dieses Thema (Tür öffnen) herum eine Geschichte bauen. Vor der Tür kann ein Bekannter stehen, Sie können beobachten, wie er aussieht, hören, was er sagt, fühlen, wie sich der Türgriff anfühlt usw. Indem Sie immer tiefer in Details eintauchen, wird Ihr inneres Erleben lebendiger. Es ist der gleiche Prozess, den wir beim DK-Verfahren anwenden, und er funktioniert bei allen Menschen, egal ob visuell veranlagt oder nicht.

Eine andere Möglichkeit ist, Aktionen, die Sie planen, innerlich schon »vorzuerleben«. Gehen Sie, wenn Sie etwas basteln oder bauen, die Sache in allen Einzelheiten im Geiste durch. Fertigen Sie jedes Einzelteil im Geist und fügen Sie es zusammen. Integrieren Sie dieses innere Erleben in Ihren Alltag. Immer wenn Ihre bewusste Aufmerksamkeit nicht gefordert ist, können Sie verschiedene Themen bewusst innerlich erleben.

Emotionen

Energie folgt Gedanken. Das heißt, wohin wir unsere Aufmerksamkeit richten, dorthin fließt auch unsere Energie. Dies ist für uns in zweifacher Hinsicht wichtig.

Emotionen sind letztendlich Energiegebilde, die wir durch unsere Aufmerksamkeit stärken oder schwächen.

Das heißt, je mehr Aufmerksamkeit wir einer Emotion schenken, umso stärker wird sie und umgekehrt. Je mehr Aufmerksamkeit wir einer Emotion geben, umso tiefer tauchen wir in diese Emotion ein und umso mehr fluten wir unser Nervensystem mit dieser jeweiligen Energie.

Die meisten Menschen identifizieren sich mit ihren Emotionen und liefern sich diesen damit aus. Allerdings können wir diese Energiemuster durchaus handhaben und sollten das auch tun. Wir können frei entscheiden, ob und wie lange wir einer Emotion gestatten, sich in unserem Nervensystem aufzuhalten. Dies ist gerade bei der Therapie wichtig, da wir hier oft mit unharmonischen Emotionen konfrontiert werden.

Je besser wir mit Emotionen umgehen können, umso größer sind unsere Möglichkeiten, unseren Klienten zu harmonischen Emotionen zu verhelfen. Der Schlüssel zu all dem liegt in unserer Aufmerksamkeit, in unserem Gewahrsein.

Sie sollten in der Lage sein, jeden Zustand, den Sie übertragen wollen, das heißt die Situation einschließlich der damit verbundenen Emotionen, selbst in Ihrem Innersten zu erleben. Es ist ein Unterschied, ob Sie eine Emotion bei einem anderen Menschen durch Worte (Suggestionen) erzeugen wollen oder ob Sie diese Emotion übertragen. Übertragen können Sie aber nur das, was Sie selbst haben. Deshalb sollten Sie eine entsprechende Emotion augenblicklich selbst empfinden können. Wenn Sie damit Schwierigkeiten haben, trainieren Sie diese Fähigkeit.

Am besten gelingt es Ihnen, wenn Sie sich zum Beispiel an emotionale Zustände erinnern, indem Sie sich eine Situation vorstellen, in der Sie die entsprechenden Emotionen hatten, und diese dann entsprechend verstärken.

Trainieren Sie auch den Wechsel der Emotionen. Gehen Sie die gesamte Palette der Ihnen bekannten Gefühle und Empfindungen durch, von Zuversicht über Freude, Müdigkeit, Traurigkeit, Euphorie und Zorn bis hin zu Stolz usw.

Gefühle und visualisierte Bilder sind letztendlich Energiekonfigurationen, die Sie auf diese Art beherrschen lernen.

Wille und Absicht

Das ursprüngliche Zentrum menschlichen Wollens liegt in der Körpermitte, dem Bauch, und alle mentalen Prozesse, die sich nicht aus dem Bauch heraus vollziehen lassen, sind Fremdinstallationen.

Am Anfang scheint es vielleicht unmöglich, seine Wahrnehmung und sein Denken in den Bauch zu verlegen, aber auch Laufen, Schwimmen und Radfahren erschienen uns irgendwann einmal unmöglich. Dinge, die man nicht durch Worte erlernen kann, muss man einfach tun und erfahren.

Legen oder setzen Sie sich also hin, schließen Sie die Augen und entspannen Sie. Dann fragen Sie sich in Gedanken: »Wo bin ich?«

Versuchen Sie, dieses Ich in Ihrem Körper zu lokalisieren. Wenn Sie glauben, diese Region Ihres Körpers gefunden zu haben, machen Sie folgenden Test:

Berühren oder klopfen Sie leicht die Region, von der Sie glauben, sie wäre der Sitz Ihres Selbst. Wiederholen Sie dabei in Gedanken die Worte »Ich bin, Ich bin, Ich bin ...«

Während Sie dies tun, achten Sie genau auf Ihr Gefühl, das Ihnen sagt, ob dies die richtige Region ist. Zum Vergleich klopfen oder berühren Sie zum Beispiel Ihr linkes Knie ebenfalls mit der Wiederholung der Worte »Ich bin ...«. Vergleichen Sie die Gefühle. Haben Sie einen Unterschied bemerkt? Verfahren Sie in dieser Weise, bis sie absolut sicher sind, bis Ihnen Ihr Gefühl sagt: »Ja, genau hier bin ich.«

Im Anschluss daran beginnen Sie, dieses »Ich bin«-Zentrum in Richtung Bauch, Ihrer Körpermitte, zu verschieben. Üben Sie dies so lange, bis Sie durch den beschriebenen Test die Bestätigung bekommen: »Ja, genau hier bin ich.«

Auch wenn Sie Ihr »Ich bin«-Zentrum (IBZ) anfangs nur millimeterweise bewegen können, lohnt es auf jeden Fall, weiter zu üben.

Wenn Sie Ihr IBZ zum Beispiel in die linke Hand verlagert haben, sollten Sie deutlich fühlen, dass der Rest von Ihnen sich rechts von Ihnen befindet.

Experimentieren Sie! Erforschen Sie die einzelnen Chakren, die Energiezentren. Am besten beginnen Sie mit dem Herzchakra.

Versuchen Sie einmal, während Ihr IBZ im Herzchakra ist, jemandem böse zu sein. Es wird Ihnen nicht gelingen, wenn Sie tatsächlich dort sind.

Dem Wurzelchakra sollten Sie sich erst zum Schluss zuwenden, wenn Sie mit allen anderen Chakren sicher umgehen können.

Während die meisten Menschen von ihren mentalen Mechanismen beherrscht werden, gelingt es Ihnen so, Meister Ihrer eigenen mentalen Prozesse zu werden. Und sehr schnell werden Sie eine Ahnung davon bekommen, wer Sie wirklich sind.

Sie identifizieren sich dann nicht mehr länger mit ihren mentalen Mechanismen, sondern nehmen diese nur noch wahr und beherrschen sie.

Wenn Sie so lernen, spielerisch mit Ihren mentalen Mechanismen umzugehen (Gefühle, Gedanken, Imaginationen etc.), können Sie schon in Kürze mit grandiosen Veränderungen in

Ihren Therapiesitzungen sowie in Ihrem Leben im Allgemeinen rechnen.

Zusammengefasst:

- Bestimmen Sie ein Thema. Tauchen Sie ein und erleben Sie dieses Thema mit allen Sinnen. Erweitern und verfeinern Sie das innere Erleben.

- Führen Sie das Gleiche auch mit Emotionen/Gefühlen durch.

Mit der Energie spielen

Den Umgang mit Energie lernt man am besten, wenn man sich darauf einlässt und mit ihr spielt. Die folgenden Übungen sind dafür hervorragend geeignet.

Das Seil

Bitten Sie eine Person, sich vor einen Stuhl zu stellen, sodass sie sich leicht hinsetzen kann. Dann treten Sie zwei Schritte zurück. Die Person soll Ihre Augen schließen. Nun imaginieren Sie ein dickes Seil um die Hüfte der Person, an dem zwei starke Männer die Person nach hinten auf den Stuhl ziehen. Erleben Sie diesen Vorgang innerlich ganz real, Ihre Augen sind auf das dicke Seil um die Hüfte gerichtet. Spüren Sie selbst die Kraft, von der die Person gezogen wird. Wahrscheinlich wird die Person sich setzen oder zumindest deutlich den Zug spüren.

Bei dieser Version spielt eine unterschwellige Suggestion eine große Rolle – der Stuhl. Je mehr Sie den Stuhl in die Vorbereitung mit einbeziehen, umso größer ist die Wahrscheinlichkeit, dass dieses Experiment gelingt. Ihre Vorbereitung suggeriert der Person (unterschwellig), dass sie sich setzen wird. Vorerst sollten Sie dieses Experiment nur auf diese Art durchführen, das heißt, bringen Sie den Stuhl mit ins Spiel. Es ist zwar ein simpler Trick, aber Ihr System registriert den Erfolg Ihrer Imagination, und darauf kommt es an.

Nach einer gewissen Zeit, Sie werden es spüren, lassen Sie den Stuhl weg, machen aber den Rest wie schon beschrieben. Die Person wird sich zwar nicht setzen, aber deutlich nach hinten gezogen.

Befreiung durch Gedankenkraft

Stellen Sie sich mit dem Rücken an die Wand und fordern Sie einen Partner auf, Sie mit beiden Händen an den Schultern an die Wand zu drücken, und zwar so fest, dass Sie sich nicht befreien können.

Dann ergreifen Sie beide Handgelenke des Partners und versuchen ihn wegzudrücken. Wahrscheinlich wird es Ihnen nicht gelingen.

Nun machen Sie einen zweiten Versuch. Stellen Sie sich vor, dass Sie Ihren Partner schon einen Meter weit weggedrückt haben und drücken Sie erneut wie vorher. Plötzlich ist es ganz leicht für Sie, sich zu befreien.

Wenn Sie das Prinzip verstanden haben, können Sie sich weitere Experimente ausdenken. Es geht immer darum, mit Ihrem inneren Erleben das Energiefeld des Partners zu beeinflussen. Bemerkenswert ist dabei folgender Punkt: Je freundlicher Ihre Absichten sind, umso mehr öffnet sich der Partner.

Nun stellt sich zwangsläufig die Frage: »Wozu soll das gut sein?«

Diese Übungen dienen dazu, den Energiefluss zu schulen, und hier kommt es in erster Linie darauf an, Ihre Erwartung, Ihren Glauben aufzubauen.

Sie lernen, Ihre Absicht durchzusetzen, indem Sie Ihre Energie übermitteln.

Wenn Sie später mit Patienten arbeiten, spielen Sie mit dem Energiekörper dieser Menschen, indem Sie über deren Energiekörper auch deren Körper kontrollieren. Das Erlebnis, dass der Körper sich quasi verselbstständigt hat, wird immer als sehr angenehm empfunden. Auch das scheint eine besondere Art der Trance zu sein. Wie schon bei anderen Formen der Trance lösen sich hier Blockaden, verschwinden Schmerzen usw. Niemand kann genau erklären, was passiert.

Die Absicht schulen

Zum Abschluss noch eine sehr wirksame Übung, die nur von sehr wenigen Menschen auf Anhieb erfolgreich bis zum Ende geführt wird. Diese Übung scheint auf den ersten Blick sehr einfach, und doch scheitern die meisten Menschen daran.

Die Übung erstreckt sich über dreißig Tage und darf nicht unterbrochen werden. Sobald man auch nur einen Tag aussetzt oder die Bedingungen nicht erfüllt, muss man wieder von vorn beginnen.

Setzen Sie sich vor einen Spiegel und fixieren Sie Ihr drittes Auge, ohne zu blinzeln und ohne den Blick auch nur für den Bruchteil einer Sekunde davon zu lösen. Während Sie das tun, wiederholen Sie ohne Unterbrechung im Geiste die Worte: **»Ich will.«**

Am ersten Tag tun Sie das eine Minute lang (stellen Sie sich einen Wecker). Am zweiten Tag tun Sie das zwei Minuten lang, am dritten Tag drei Minuten, am vierten Tag vier Minuten usw. Am dreißigsten Tag führen Sie diese Übung dreißig Minuten lang durch. Sollten Sie sich ablenken lassen, schwach werden, die Übung vergessen etc., müssen Sie wieder bei Tag 1 beginnen.

Wenn Sie diese Übung beim ersten Durchlauf schaffen, können Sie stolz auf sich sein.

Nachwort

Auf diesen wenigen Seiten haben Sie nun alles erfahren, was Sie wissen müssen, um Ihre Klienten sicher in Selbstheilungstrancen zu führen. Nun liegt es an Ihnen, dieses Wissen in die Praxis umzusetzen.

Halten Sie sich einfach an die einzelnen Schritte, wie sie hier beschrieben sind. Versuchen Sie nicht, den natürlichen Ablauf der Trance mit Worten zu beeinflussen, überlassen Sie das Feld dem »Inneren Heiler« des Klienten.

Arbeiten Sie, statt Ihre Klienten zu »bearbeiten«, an sich selbst, indem Sie Ihre eigenen mentalen Prozesse zu beherrschen lernen. Es sind nur wenige Übungen, die jedoch eine große Wirkung haben. Auf der Ebene der Energiekörper herrschen andere Gesetzmäßigkeiten als die, die wir von der Verstandesebene her kennen. Energiekörper wollen spielen und suchen die Stärke. Der Energiekörper Ihres jeweiligen Klienten erkennt Ihre Stärken und Schwächen und wird entsprechend reagieren.

Wenn Sie morgens die Augen öffnen, stellen Sie sich die alles entscheidende Frage: »Was möchte ich heute sein: Manipulator oder Vorbild?«

In diesem Sinne – viel Erfolg!

Anhang

Hier ein kurzer Auszug aus dem Buch
Hypnose und DK-Verfahren.

Sie können dieses Buch kostenlos auf der Seite
http://www.trauma-abc.de downloaden.

»Das Besondere an diesem Zustand ist, dass Sie sich in einer tiefen Trance befinden, aber gleichzeitig hellwach und äußerst aufmerksam sind. George Pennington nennt diesen Zustand »kreative Schizophrenie«. Aber keine Angst, Sie werden nicht krank dadurch, im Gegenteil. Vielleicht ist Ihnen inzwischen aufgefallen, dass es sich bei diesem besonderen Zustand des Sehens um den gleichen Zustand handelt, der auch bei dem DK-Verfahren entsteht. Ein Teil ist wach, ein anderer Teil in Trance. Beim DK-Verfahren und bei einer qualifizierten Regressionstherapie ist der Therapeut der Bezugspunkt, der das Bewusstsein wach hält, ihm den nötigen Halt gibt und dafür sorgt, dass der beobachtende Teil Beobachter bleibt und die Persönlichkeit nicht erneut von den Ereignissen überflutet wird. Bei dieser Methode des (Nicht-)Sehens ist es der mittlere Kreis, der dies ermöglicht. Es handelt sich hier um ein rein praktisches Erlebnis, das theoretisch (noch) nicht zu erklären ist. Emotionale Ausbrüche, wie sie bei einer Regression vorkommen, sind auch bei dieser Art Selbst-Coaching möglich. Wichtig ist, dass Sie die Augen unbeeindruckt auf den mittleren Kreis gerichtet halten. Wenn Sie nach dieser Methode arbeiten und mitten in einem Trauma, selbst mit heftigsten Emotionen, Ihren Blick abwenden, bricht der Prozess zusammen, ohne irgendwelchen Schaden zu hinterlassen. Sie brauchen also keine Angst zu haben, dass Sie sich irgendwelche Schäden zuziehen.«

https://youtu.be/xESHCkJaT9A
https://youtu.be/57lcZ-DuAf8
https://youtu.be/R1e4sF5Co4Q

Praxisseminare zum Thema unter:
http://www.hypnose-institut-phoenix.de/
hypnogene-zonen-selbstheilungstrancen/

Das Korrektorat dieses Buches wurde erstellt durch:

Dagmar Bruns – Wortwerk

Lektorin – Texterin – Autorin

www.DagmarBruns.de

Gern korrigiere, lektoriere oder schreibe ich auch Ihre Texte!